STATION

HYDROMINÉRALE
CLIMATIQUE HIVERNALE & ESTIVALE

DES

FUMADES

ET CURE SULFHYDRIQUÉE

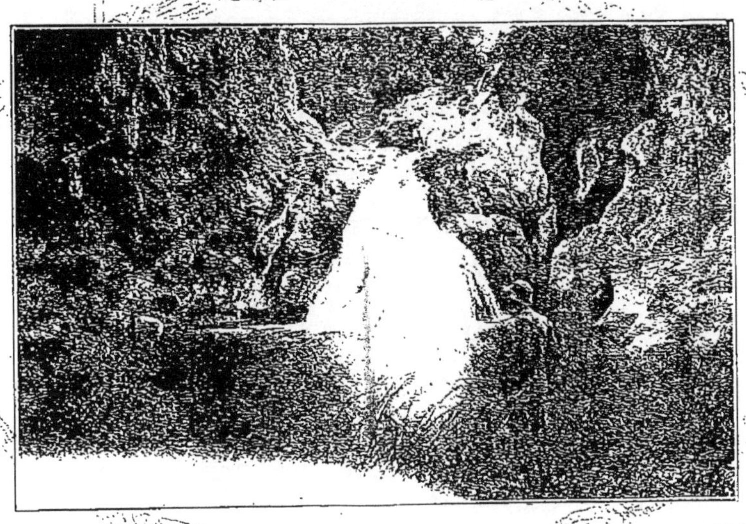

PAR

Le Docteur Julien COURRÉJOU

ANCIEN INTERNE
DES HOPITAUX DE NIMES
ANCIEN MÉDECIN DE LA Cie DES CHEMINS DE FER
P.-L.-M.

Directeur des Services médicaux de la Station

Exposition d'Hygiène Tunis 1911 -- DIPLOME D'HONNEUR

STATION

HYDROMINÉRALE ET CLIMATIQUE
HIVERNALE ET ESTIVALE

des

FUMADES

ET

Cure Sulfhydriquée

PAR

Le Docteur Julien COURRÉJOU ✪
ANCIEN INTERNE DES HÔPITAUX DE NIMES
ANCIEN MÉDECIN DE LA Cⁱᵉ DES CHEMINS DE FER P.-L.-M.
Directeur des Services médicaux de la Station

EXPOSITION INTERNATIONALE BRUXELLES 1910
Eaux Minérales des Fumades " MÉDAILLE D'OR "
Brochures et Documents " GRAND PRIX "

EXPOSITION D'HYGIÈNE TUNIS 1911
DIPLOME D'HONNEUR

EXPOSITION INTERNATIONALE TURIN 1911
MÉDAILLE D'OR

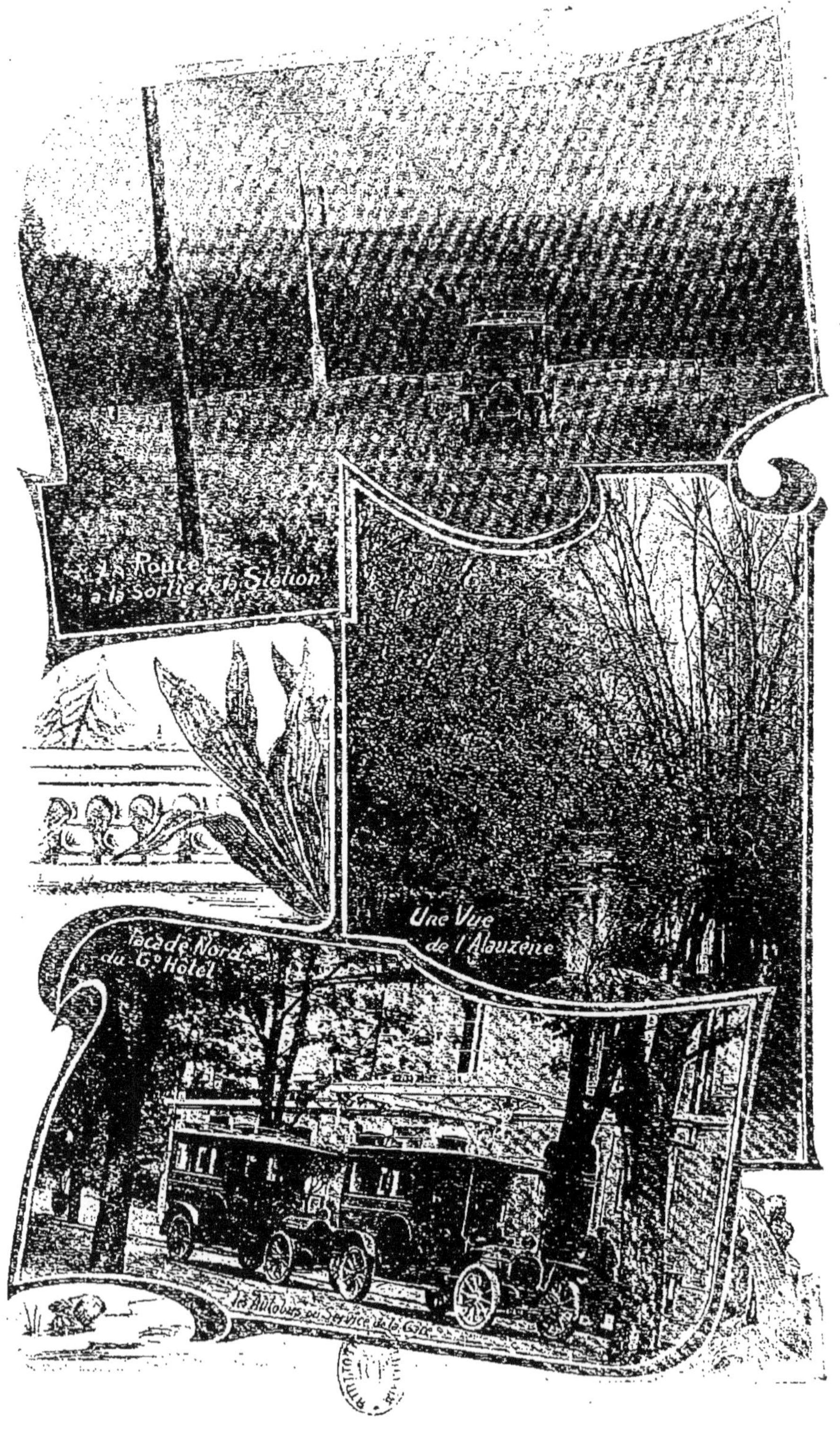

La Route à la Sortie de la Station
Une Vue de l'Alauzène
Facade Nord du Gd Hôtel
L'Autobus au Service de la Gare

LA STATION HYDROMINÉRALE ET CLIMATIQUE

DES

" FUMADES "

EST DESSERVIE PAR LA GARE DE

SAINT-JULIEN-LES-FUMADES

Omnibus ou Autobus à tous les trains.

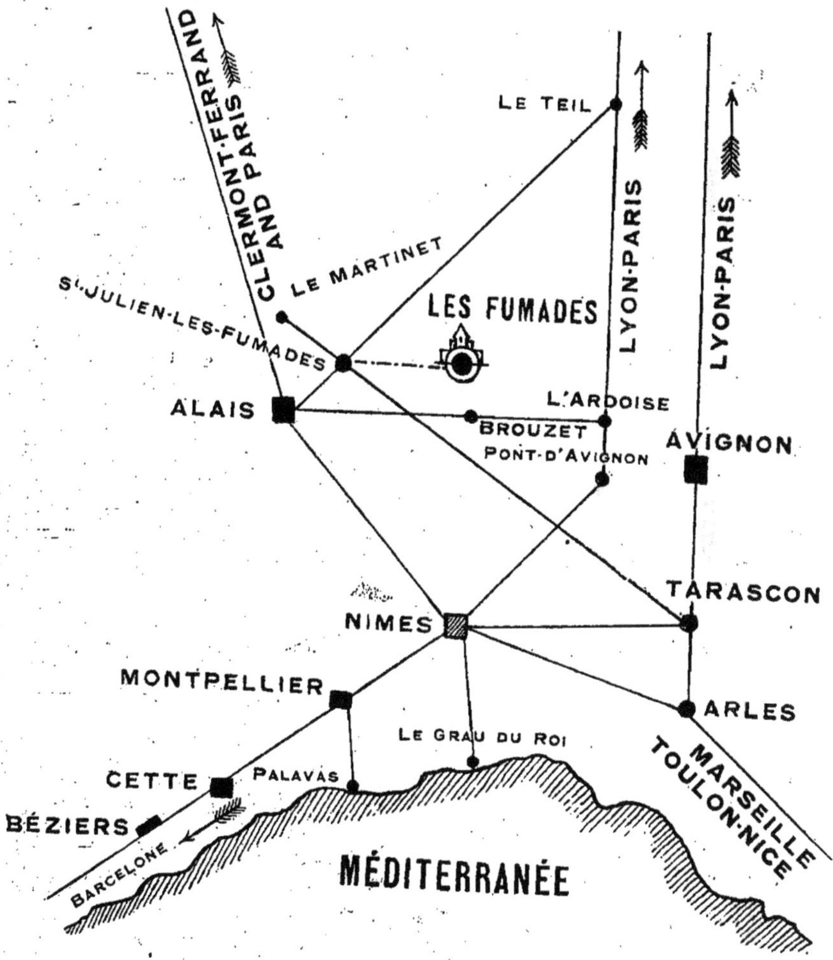

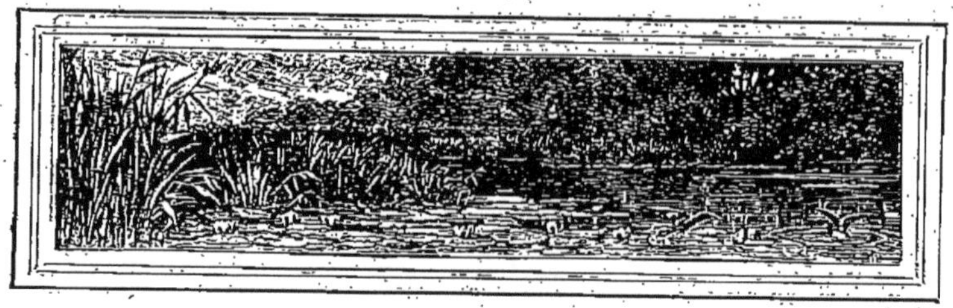

PREMIERE PARTIE

Topographie et Climatologie

La station sulfhydriquée des Fumades, qui fait partie de la Commune d'Allègre (Gard), à 4 kilomètres de la gare de St-Julien-les-Fumades, est située dans une région priviligiée, vallée superbe, l'une des plus pittoresques du Gard, formée par deux lignes de collines qui se déroulent du Nord au Sud, dans une étendue de 11 kilomètres de longueur sur 2 kilomètres de largeur. Le bloc montagneux de Costo-Caudo (Côte Chaude) au pied duquel sont bâtis les Etablissements hydrothérapiques, se dresse comme une haute muraille pour l'abriter du vent du Nord et du vent humide de l'Est. Aussi les brusques variations atmosphériques sont-elles rares : l'air y est calme, pur et exempt d'humidité. Du haut de Costo-Caudo que franchit la route conduisant à la station, on jouit d'une double vue panoramique d'un contraste frappant : sur le versant oriental, l'œil embrasse la vallée riante, semée de prairies, de champs, de vignobles, de mûriers et vient se fixer délicieusement sur les collines verdoyantes où s'étagent en séries plusieurs villages ou hameaux. Si l'on se retourne vers le versant occidental, on voit à ses pieds se détacher une plaine ondulée, mamelonnée, d'une végétation non moins luxuriante ; et brusquement, le regard saisi est arrêté par le massif majestueux et imposant des Hautes Cévennes, dont les hautes cimes se profilent sur une grande longueur, limitant l'horizon.

Un vaste et magnifique parc planté d'arbres séculaires au feuillage varié, et pourvu d'allées ombreuses, procure pendant la saison chaude une douce fraîcheur, tandis que de vertes pelouses habilement dessinées et soigneusement entretenues, reposent agréablement la vue. Il est limité par la rivière de l'Alauzène qui baigne ses bords. Grâces à la douceur si justement vantée du climat méridional et à la faible altitude (150 mètres au-dessus du niveau de la mer), le traitement est facile en toute saison et l'Etablissement reçoit des malades **pendant toute l'année.** De plus, son exposition au midi, sa protection contre les vents du Nord et de l'Est, la pureté et le calme de l'atmosphère font des Fumades, à la fois, une station balnéaire et *climatique.*

D'où vient le nom des Fumades donné à la station ? Cette appellation qui désignait autrefois des enclos servant la nuit à parquer des troupeaux paraît bizarre, appliquée à des Eaux froides. Les vapeurs sulfureuses des sources se répandant en abondance dans l'air ne donneraient-elles pas une explication satisfaisante de cette dénomination ?

Historique

Les Fumades présentent à leur actif un long passé médical. Ses Thermes étaient en effet connus et fréquentés des Romains, au temps de leur domination dans les Gaules. De nombreuses fouilles pratiquées en 1871 et 1876 par la société archéologique et littéraire d'Alais, ont mis à jour une antique piscine romaine, et dans son

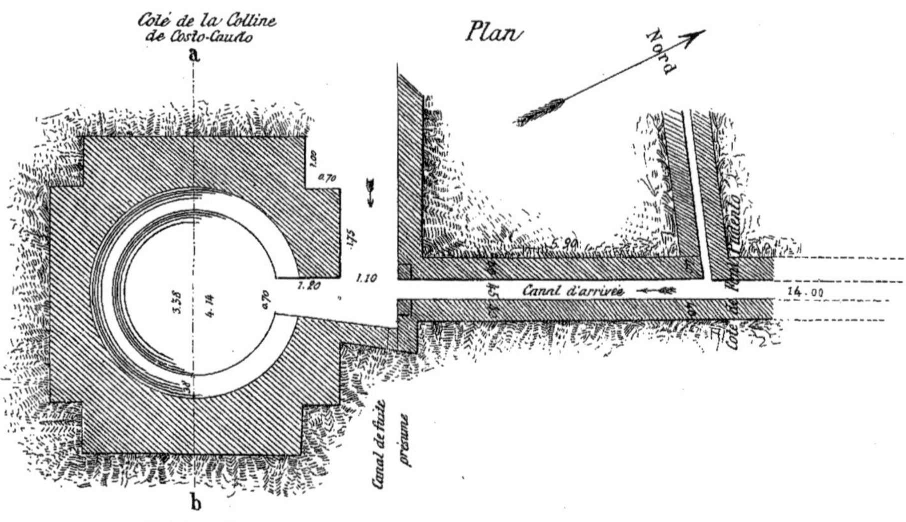

Piscine découverte en 1865
Plan
Nord
Côté de la Colline de Costo-Caudo
a
b
Côté de la Lauzène
PISCINE ROMAINE DÉCOUVERTE EN 1865
Canal d'arrivée
Canal de fuite présumé
1.00
0.70
1.75
1.10
1.20
3.35
4.14
0.70
5.90
14.00

voisinage, vestiges de ses dépendances, des fondations
de même origine ; elles ont permis de découvrir aussi
des débris de mosaïque, des fragments de verre, de
poteries, d'amphores et un puits communiquant avec la
piscine par une canalisation en pierre de 45 centimètres
de diamètre sur une longueur de 14 mètres. C'est de ce
puits, sur l'emplacement duquel est établie la source
Romaine, que l'on a retiré, comme preuve des cures
opérées à cette époque lointaine, 24 petits monuments en
forme d'autels carrés de dimensions inégales, variant
entre 0,63 et 0,17 de hauteur, dont onze présentent des
bas-reliefs et des inscriptions votives. Un de ces autels,
véritables ex-voto et reliques du passé, témoignage de
gratitude des malades ayant recouvré la santé, représente
les nymphes (toujours au nombre de 3), protectrices des
Eaux sulfureuses, avec l'inscription suivante : « aux
« Nymphes, Quintinia, fille de Maximus, avec reconnais-
« sance en accomplissement de son vœu » (Rapport
Charvet). Voici comment s'exprime le Dʳ Henri Lamarque, dans sa leçon d'ouverture de Thérapeutique
hydrologique et Climathérapie 1898-1899, « Les Eaux sul-
« furées calciques des Fumades étaient également connues
« (des Romains) et fort utilisées ainsi que le montrent les
« ruines d'anciens thermes et une foule d'objets parmi
« lesquels des monuments en forme de cippe d'une
« grande valeur archéologique ».

Enfin tout récemment (1908), MM. L. Bonnard et
le Dʳ Percepied, dans leur ouvrage, *la Gaule Thermale*,
mentionnent et détaillent longuement les résultats des
riches trouvailles faites aux Fumades.

En creusant plus profondément, on a trouvé dans la
même source de nombreuses monnaies, dont dix en or

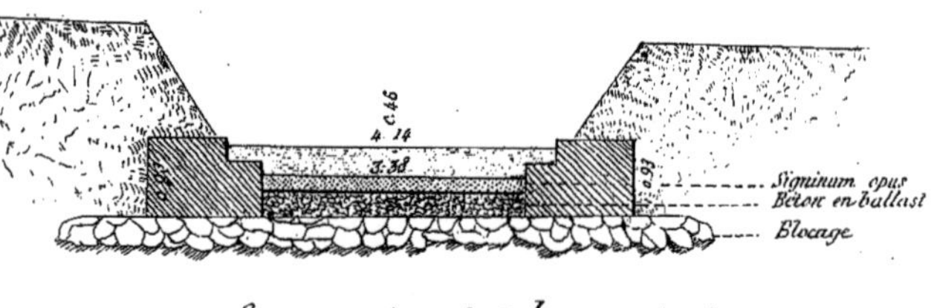

Coupe suivant a b

Echelle de 0ᵐ 01 pour un mètre

et un millier environ en bronze. (Coloniale impériale de Nîmes, pièces de Néron, de Trajan, de Caracalla, etc., etc.). Il est permis de supposer, en raison de la monnaie massaliote en bronze découverte dans les environs, et d'une pièce gauloise en argent d'Epadnactus trouvée dans le voisinage même des sources qu'elles étaient déjà utilisées avant l'installation des Romains dans les Gaules, entre le 4e et le 1er siècle avant notre ère, soit 350 ans avant J.-C. Si l'on s'en rapporte aux pièces et médailles en or, en argent et en bronze recueillies dans la piscine des Fumades et jetées en offrande, selon la coutume ancienne, il reste établi que les Romains, qui professaient une vénération particulière pour les Eaux Sulfureuses, les ont exploitées de l'an 30 avant J.-C. jusqu'en 383. Elles jouirent de leur plus grande vogue à l'époque des Flaviens et des Antonins. A la fin de cette période, elles tombèrent dans l'oubli pendant de longs siècles.

Elles commencèrent à être signalées en 1736, par M. Boissier de Sauvage, professeur à la Faculté de Montpellier ; et, en 1776, M. de Gensanne en fit mention ; mais à cette date, elles n'étaient employées par les gens du pays qu'à la cure des maladies cutanées des animaux domestiques. Ce n'est qu'en 1855 que les Fumades furent de nouveau fréquentées par les malades. L'installation rudimentaire du début fut progressivement améliorée et modifiée en raison du nombre toujours croissant des baigneurs.

En 1910-1911 une grande impulsion, digne de la valeur curative des eaux, a été donnée à la station. Grâce à une initiative féconde et agissante, des travaux considérables d'agrandissement et d'embellissement ont été accomplis : l'instrumentation balnéothérapique a été augmentée,

bénéficiant des derniers perfectionnements, les établissements et hôtels ont été dotés du luxe et du confort
modernes. Toutes les conditions de salubrité et d'hygiène
sont garanties par l'installation d'un drainage parfait et
le système du tout à l'égoût. En vue de la cure hivernale,
le Grand-Hôtel, pourvu du chauffage central, est entouré
à sa façade sud et à sa façade latérale gauche d'une spa-

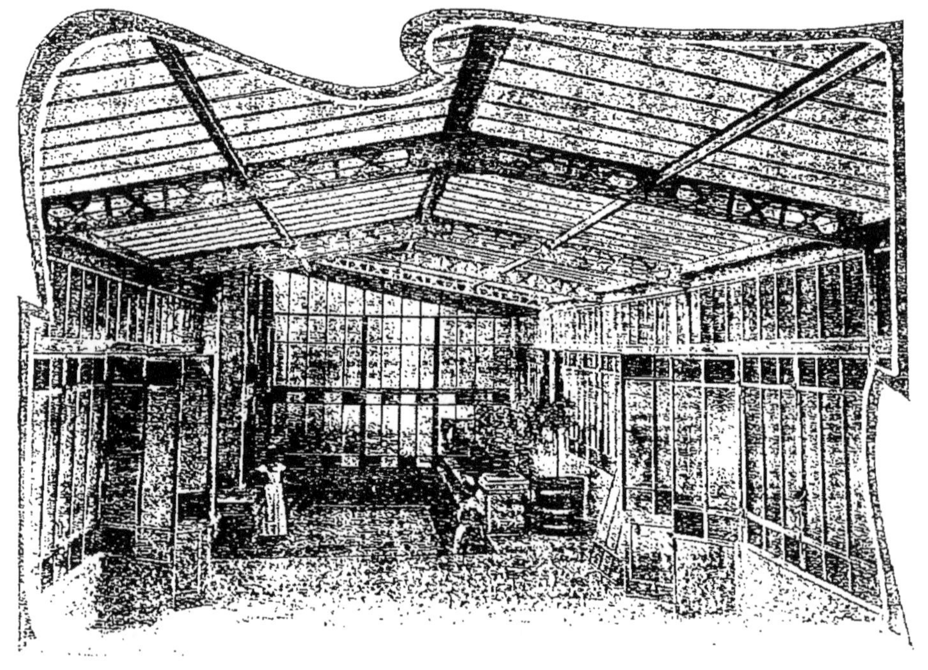

LE HALL EXTÉRIEUR DE L'ÉTABLISSEMENT DE BAINS

cieuse et magnifique véranda fermée et vitrée qui conduit
directement le baigneur, de sa chambre aux divers pavillons hydrothérapiques chauffés, sans qu'il ait à subir le
contact de l'air extérieur. Une grande artère traverse la
jeune et coquette ville d'eau des Fumades, ayant en bor-
dure les divers établissements : Casino, bains, cafés,
hôtels et villas ; et se continue sur la colline en gracieux

contours avec la nouvelle route qui, par un service d'autobus, ramène en 10 minutes à la gare de St-Julien. Bref, la station a été complètement transformée.

Si la Direction a apporté tous ses soins à la réorganisation de l'outillage balnéaire et au bien-être des établissements, elle n'a rien négligé non plus pour assurer les distractions et les plaisirs mondains. Casino, salle de spectacles, concerts, musique deux fois par jour dans le parc, salons de jeux, cabinet de lecture, bibliothèque, billard, crocket et tennis existent pour l'agrément des baigneurs.

La station possède un bureau de poste et le téléphone, une église catholique et un temple protestant.

La lumière électrique a remplacé l'ancien éclairage défectueux : elle est fournie par une usine d'électricité créée récemment sur place par l'Administration, et qui sert en même temps à actionner une buanderie modèle avec repassage mécanique et une salle frigorifique.

Un vaste réservoir d'eau douce (1.000 mètres cubes) situé à la cime de Costo-Caudo, distribue dans tous les bâtiments l'eau pour l'alimentation et les usages domestiques : il permet en outre l'arrosage fréquent et abondant des allées, des pelouses, des corbeilles de fleurs ; cette pluie artificielle bienfaisante en contribuant à leur propreté et à leur bonne tenue, assure et entretient une agréable fraîcheur pendant l'été.

En un mot, la station offre toutes les ressources capables d'étendre la renommée des Fumades, car tout concourt à son succès et semble l'assurer : sa situation dans le Midi, sa facilité d'accès et plus spécialement sa riche minéralisation et sa sulfuration graduellement progressive.

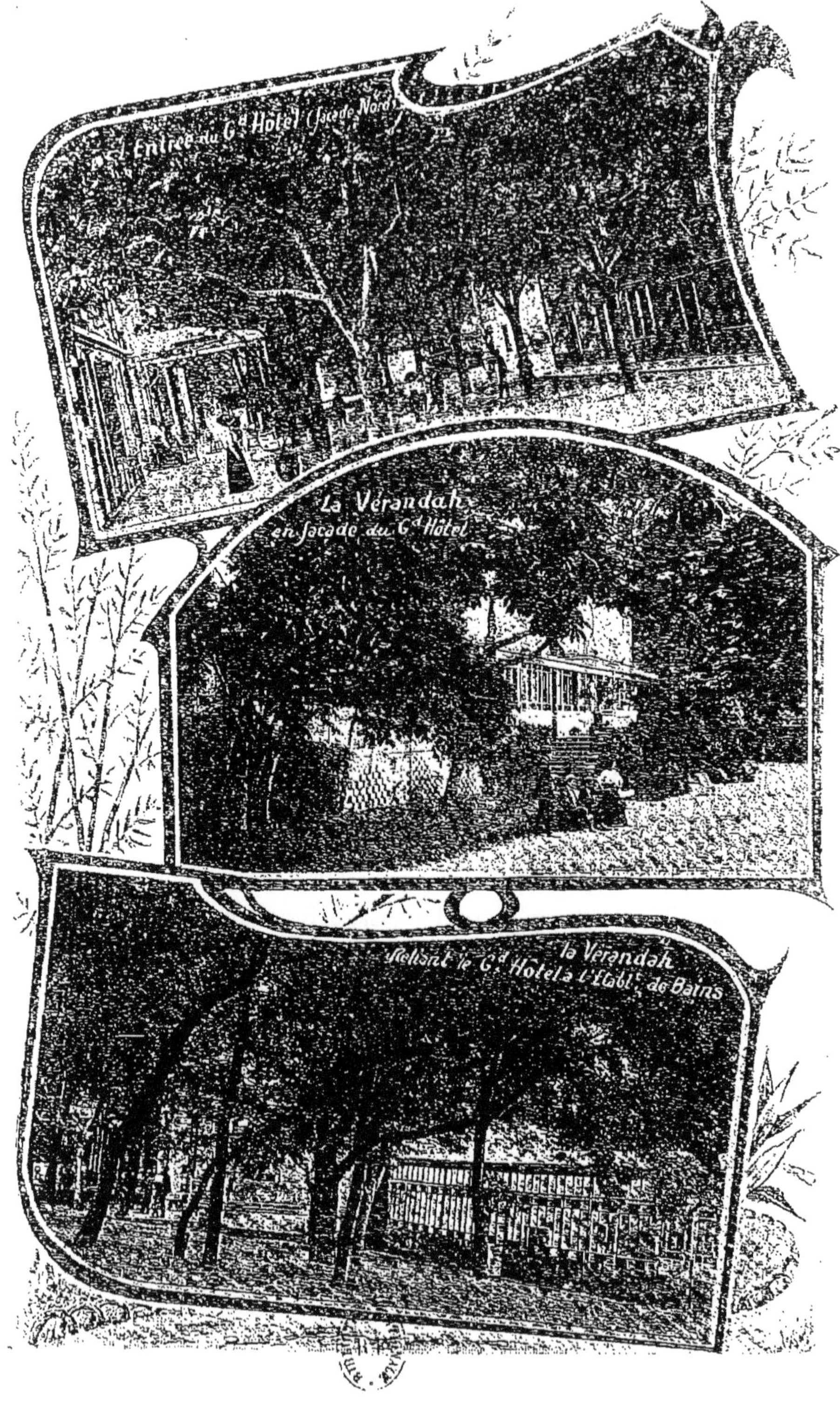

Entrée du Gd Hôtel (façade Nord)
La Verandah en façade du Gd Hôtel
la Verandah reliant le Gd Hôtel à l'Établt. de Bains

Les Fumades ont recouvré leurs anciens titres de noblesse.

Groupement et étude des Sources

La richesse hydro-minérale des Fumades se mesure autant par le nombre de ses sources que par l'abondance de leur débit et la puissance de leur minéralisation. A l'origine, il n'existait qu'une seule source dénommée *Font-Pudente* (Fontaine puante) ou *source Roussel*, du nom de son premier possesseur, occupant la place de l'ancienne Source Romaine qui a été retrouvée, le 25 août 1875. Puis, furent découvertes dans l'ordre chronologique suivant : les sources Delbosc supérieure, Delbosc inférieure (1852), taries depuis et disparues ; les sources Augustine, Thérèse, Etienne (1854), Zoé, Près-la-Maison (1863), Claudine (1871), Pierre (1871), Roustant, Julia et Romaine ; ces quatre dernières désignées sous le nom collectif de Font-Belle ; enfin Victorine et Jean, les plus récemment mises à jour.

Etudiées successivement par Despeyroux et Roch, par Ossian Henry, c'est au professeur Béchamp, de Montpellier, que nous devons les analyses les plus détaillées. Ce dernier déclare que : « De toutes les Eaux similaires connues, françaises ou étrangères, celles des Fumades sont les plus riches en acide sulfhydrique ; elles ont en outre pour caractéristique d'être saturées de bitume et d'être fortement calciques. Si on compare les Eaux des Fumades avec toutes les autres de même nature, on les trouve incomparablement plus riches en éléments médicateurs » (Professeur Béchamp).

En 1894, Jacquot et Wilm confirmèrent les résultats des recherches du docteur Béchamp. Plus récemment (1905-06), M. Delorme a fait, de l'étude des Eaux des Fumades, l'objet de sa thèse pour le Doctorat en Pharmacie (Thèse soutenue devant l'Ecole supérieure de Pharmacie de Montpellier). Il les a étudiées au point de vue physique, chimique et bactériologique. Il a reconnu que toutes les sources, sauf la Zoé, renfermaient de la lithine qui n'avait pas été décelée jusqu'à ce jour. Ses divers travaux l'ont amené à affirmer que depuis Béchamp, les sources des Fumades présentaient à peu près la même composition, à l'exception de la source Etienne, dont la sulfuration aurait fortement baissé et de la source Thérèse, qui n'aurait conservé que les deux tiers de sa minéralisation totale. Parallèlement le débit de ces deux sources aurait considérablement diminué puisque la source Thérèse donnait naissance, il y a 30 ans, à un petit ruisseau qui s'écoulait dans l'Alauzène. Mais cet appauvrissement relatif n'est qu'apparent, car, si quelques sources anciennes ont été taries ou ont vu s'amoindrir leur volume, elles ont été remplacées par des sources de nouvelle formation à qui, selon toute vraisemblance, elles ont cédé leur sulfuration, rétablissant ainsi l'équilibre.

M. Delorme a, du reste, constaté dans les sources Pierre, Romaine et Jean, un chiffre d'hydrogène sulfuré équivalent à celui des sources Etienne et Thérèse, donné par Béchamp. Du résultat de ses analyses qu'il a comparées à celles de toutes les eaux similaires françaises et étrangères, il est arrivé à cette conclusion que les Eaux des Fumades étaient de toutes les Eaux sulfureuses françaises, les plus riches en hydrogène sulfuré, n'étant dépassées que par quelques eaux sulfureuses étrangères.

Enfin, à l'occasion de la demande du périmètre de protection, une nouvelle analyse a été exécutée cette année (5 avril 1911) sous la Direction des Ingénieurs des Mines par M. A. Coignard, chef du Laboratoire d'essais d'Alais. Nous en donnons plus loin le tableau complet.

Si l'on met en regard les diverses analyses pratiquées à différentes périodes, on est frappé des divergences sensibles constatées, non dans les principes minéralisateurs qui sont identiques au point de vue qualitatif, mais dans les proportions de ces mêmes principes. Cette différence peut s'expliquer d'abord par le perfectionnement des méthodes et procédés d'examen mis depuis en usage ; mais elle a également sa raison d'être dans la variabilité des eaux. Il a été constaté que sous diverses influences et suivant les époques, la teneur notamment en hydrogène sulfuré, n'est pas fixe, change d'une source à l'autre, et souvent dans une même source. La proportion d'acide sulfhydrique atteint son apogée pendant la saison d'été.

Cet état de variations successives, commun à toutes les eaux minérales similaires, n'entame en rien la valeur curative et ne diminue point les propriétés thérapeutiques des Eaux des Fumades. Il impose seulement l'obligation de procéder de temps à autre à des dosages pour faciliter la direction médicale et établir les indications utiles aux malades.

C'est pour répondre à ce besoin qu'un laboratoire d'analyses vient d'être adjoint au service médical.

D'après les données de cette dernière analyse, la source Julia (59 m/g 5) occupe le dégré le plus élevé de l'échelle hydro-minérale de la Station, suivie de près par la source Etienne (57 m/g 8).

Actuellement, la station compte onze sources ou puits

dont suit la dénomination : sources Romaine, Pierre, Etienne, Thérèse, Victorine, Roustant, Jean, Julia, Augustine, Claudine, Zoé. L'abondance de l'eau minérale est telle qu'une partie seulement des sources est utilisée pour l'alimentation des baignoires ; les autres sont affectées au service des buvettes. Le débit total, par 24 heures, des sources exploitées est de 5.000 hectolitres. La quantité de l'eau n'est nullement influencée par les saisons et reste sensiblement la même à n'importe quelle époque de l'année. D'après les observations continues de quinze ans, le niveau des puits servant à l'Etablissement baisse, au moment de l'ouverture de la station thermale, d'un mètre environ, niveau au-dessous duquel il ne descend jamais quels que soient la sécheresse de l'été et les besoins de la consommation balnéaire. Mais à cet avantage considérable vient s'en ajouter un autre d'un grand prix : la variété dans le degré de sulfuration des sources ; c'est une vraie gamme qui va de la note la plus faible à la note la plus élevée : Zoé 0 m/g 34 d'acide sulfhydrique par kilogr. d'Eau ; Pierre 17 m/g 0 ; Romaine 33 m/g 7 ; Thérèse 37 m/g 0 ; Etienne 57 m/g 8 ; Julia 59 m/g 5.

Grâce à cette échelle de minéralisation et à l'action progressive d'énergie des sources, le champ des indications se trouve élargi ; il est ainsi possible de graduer la stimulation selon la nature et le degré de la maladie, et d'adapter la médication au mode de réaction du malade : aux nerveux, aux congestifs, les sources faibles ; aux torpides et aux atones, les sources fortes.

Etude géologique

Comment expliquer la formation de l'hydrogène sulfuré, caractéristique de la minéralisation des eaux des Fumades ? On ne peut vraisemblablement l'attribuer à une origine volcanique : leur basse température et leur riche minéralisation s'inscrivent contre cette hypothèse, comme nous le verrons plus bas. L'étude de la constitution du sol de la station, constitution qui influe sur la nature des eaux et détermine leur composition peut nous fournir une explication rationnelle. Le sol des Fumades, à une époque reculée, a fait partie du lit d'un grand lac enfermé entre le rebord du plateau central et le Serre du Bouquet. Son origine lacustre est nettement établie par la nature des débris organiques animaux (*fossiles appartenant à la famille des cyclostomes, planorbes, limnés ; petits poissons, insectes*) et des empreintes de végétaux d'une conservation parfaite ; et par sa composition minéralogique. Les diverses assises renferment des marnes schisteuses, des gypses, des calcaires, des lignites. La roche dominante des Fumades appartient à la Zone moyenne de l'étage infra-tongrien (*zone calcaire et calcaire marneux*).

Au pied de la colline de Costo-Caudo, d'où émergent les différentes sources, se déroulent des strates de sulfate de chaux et des couches d'asphaltes. « On trouve au lieu de la Bégude, près d'Auzon, dit M. de Gensanne, en 1775, une forte source bitumineuse qui jette beaucoup d'huile de pétrole. Cette huile provient de plusieurs bancs d'asphalte ou sable bitumineux qui traversent le coteau qui est au-dessus de la source ». Le Dr Larguier a, le premier, signalé dans le voisinage des sources et à la base de la colline de Costo-Caudo, la présence d'un banc de sulfate de chaux cristallisé dont le clivage en fer de lance est très nettement caractérisé et qui se révèle à une profondeur réduite de deux mètres, au-dessus de la surface du sol (Rapport de M. Charvet 1879). « Les sources hydro sulfurées, à base de chaux, d'Auzon, sourdent dans le terrain lacustre, de couches de calcaire marneux éocène, imprégnées de bitume (Dr AUPHANT). »

Etant donné la nature du sol schistoïde et bitumineux, et sa grande richesse en sulfate de chaux, il est aisé de comprendre que les eaux pluviales s'infiltrant à une certaine profondeur, délayent dans leur parcours le bitume qu'elles entraînent, provoquent la dissolution d'une grande quantité de sulfate de chaux, et se chargent de matières organiques et végétales. C'est à la réduction du sulfate de chaux par les substances organiques et végétales qu'est due la production de l'acide sulfhydrique.

Composition chimique. — Les eaux des Fumades sont des eaux froides, sulfhydriquées, sulfatées calciques et bitumineuses.

« Elles sont sulfatées calciques et magnésiennes, très peu chlorurées. Alors que la plupart des ouvrages classiques les font rentrer dans le groupe des eaux sulfurées calciques accidentélles, elles ne renferment en réalité pas trace de sulfure, le soufre n'existant dans ces eaux qu'à l'état d'hydrogène sulfuré libre, d'hyposulfite et de sulfates. Ce sont donc des eaux sulfureuses accidentelles à hydrogène sulfuré libre (DELORME) ».

Elles appartiennent en conséquence à la catégorie des eaux sulfhydriquées. Ces dernières, que la généralité des auteurs range dans la classe des eaux sulfureuses, et confond avec elles, mériteraient cependant d'être regardées comme constituant une famille spéciale. Cette manière de voir est justifiée par certaines considérations qui les différencient d'une façon assez nette pour former un groupe bien défini.

1. *Origine et mode de formation.* — Tandis que les eaux sulfureuses proprement dites émergent du sein de la terre, dans des pays montagneux et sont dues à des réactions chimiques se produisant dans la roche primitive, les eaux sulfhydriquées viennent généralement sourdre dans la plaine, des terrains secondaires ou tertiaires. C'est à une faible profondeur qu'elles se forment le plus souvent, dans des assises riches en sulfate de chaux et imprégnées de bitume, de tourbes ou de matières organiques (lias). Ces substances végétales jouent le rôle de réducteur ; en réagissant sur le sulfate de calcium qu'elles décomposent, elles donnent naissance à l'hydrogène sulfuré. Cé sont par conséquent des sulfurées accidentelles.

2. *Caractères physiques et chimiques.* — Contrairement aux sulfureuses qui sont presque toujours chaudes, les sulfhydriquées sont froides ou légèrement tempérées ; elles possèdent en outre une plus riche sulfuration. La minéralisation des premières est caractérisée par la présence des sulfures ; la caractéristique des secondes est l'acide sulfhydrique à l'état libre, qui est la base fondamentale de leur composition ; on peut les considérer, schématiquement parlant, comme une solution d'acide sulfhydrique dans l'eau. Quant à la faible quantité d'hydrogène sulfuré que dégagent les sulfureuses, elle doit

être attribuée à l'oxydation des sulfures au contact de l'air. La propriété qu'ont lés sulfhydriquées, sous l'influence de l'agitation et de la chaleur, de laisser échapper leur gaz en grande abondance, fait naître des applications particulières, une véritable spécialisation : inhalations froides et chaudes. L'inhalation froide est l'apanage exclusif des eaux sulfhydriquées qui, seules, contiennent une quantité suffisante de ce gaz à l'état libre pour permettre cette forme de traitement. C'est du reste l'étude de l'eau sulfhydriquée qui a inspiré à M. Niepce la méthode des inhalations.

3. *Action physiologique*. — Quoique de même ordre, comme médication, que les sulfureuses, les eaux sulfhydriquées ne déterminent qu'une stimulation modérée ; elles sont mieux tolérées, moins perturbatrices que les eaux thermales sulfurées sodiques et ne provoquent pas ces ébranlements violents qui peuvent quelquefois dépasser le but. La caractéristique de ces eaux est la douceur de leur action ; elles stimulent sans exciter ; elles ont plutôt un caractère de sédation, n'entraînant ni réactions trop vives ni congestions trop marquées. Leur grande tolérance doit être attribuée à l'acide sulfhydrique qui est considéré comme jouissant de propriétés sédatives ; sous cette forme, le soufre est moins irritant qu'à l'état de sulfure. Enfin, autre avantage : partant de ce principe admis par tous les chimistes, que le soufre ou les sulfures passent dans le sang à l'état d'hydrogène sulfuré, qui est l'agent curateur, le travail de mutation se trouve, dans les eaux sulfhydriquées, tout préparé par la nature. Alors que les sulfureuses demandent à être transformées par le suc gastrique en acide sulfhy-

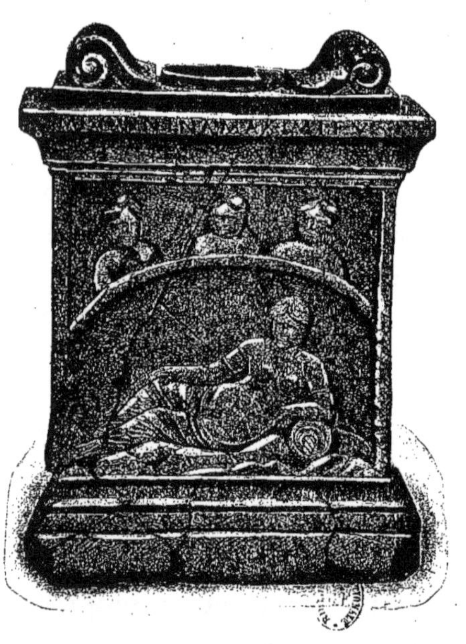 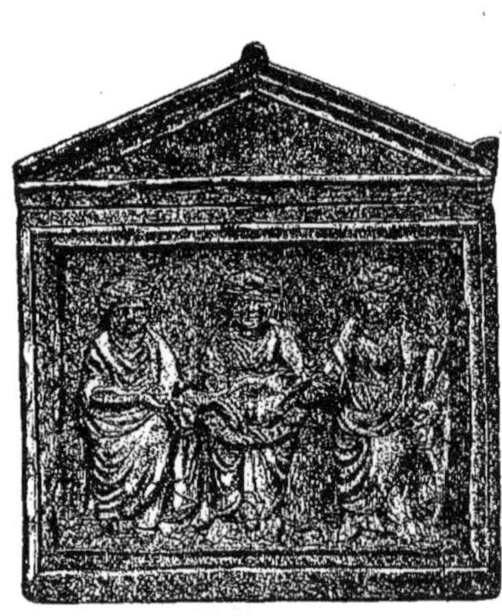

LES STÈLES ROMAINES

drique, les sulfhydriquées n'exigent aucune élaboration de l'estomac et sont directement absorbées. Et, qualité non moins précieuse, chez les malades dont l'estomac délicat se montrerait intolérant à l'ingestion de l'eau, il est possible, sans passer par les voies digestives, de saturer l'organisme par l'inhalation, c'est-à-dire par l'absorption du gaz sulfhydriqué au moyen de la voie pulmonaire. Les eaux sulfhydriquées réalisent le mode d'assimilation le plus parfait.

4. *Applications thérapeutiques.* — En raison de leur activité modérée, elles sont tout naturellement indiquées dans les formes des affections morbides (voies respiratoires et dermatoses) justiciables des sulfureux, où domine l'éréthisme. Elles conviennent aux nerveux, aux irritables, aux congestifs, aux neuro-arthritiques à système vaso-moteur très excitable, dont l'impressionnabilité même s'accommoderait difficilement de l'excitation des sulfurées sodiques. On observe une grande tolérance des sulfhydriquées chez les tuberculeux à crachats hémoptoïques ou à localisations laryngées qui supportent mal les eaux thermales sulfureuses.

On est donc autorisé à faire des eaux sulfhydriquées dont l'hydrogène sulfuré, principe dominant, imprime un caractère spécial à la médication, une classe indépendante.

C'est dans ce groupe que figure au premier rang la station des Fumades, qui peut être considérée comme le prototype des eaux sulfhydriquées. Ses sources ne contiennent pas le moindre atome de sulfure et présentent une grande teneur en hydrogène sulfuré libre, élément primordial de leur minéralisation.

D'autres éléments entrent dans la composition de l'Eau et contribuent par leur association et leur groupement à l'effet thérapeutique. Le bitume (goudron minéral) s'y trouve à l'état de saturation et lui donne une personnalité propre. A côté du bitume, figure, dans de grandes proportions, le sulfate de chaux : 1 gr. 452 à 1 gr. 958 par litre.

Les sources des Fumades sont situées dans le parc, à proximité les unes des autres, dans un rayon de 150 mètres. La nappe aquifère minérale est à une très faible profondeur de telle sorte que le niveau de l'Eau minéralisée des puits se trouve à 2 mètres 25 ou à 2 mètres 50 environ au-dessous du sol, sauf pour la Pierre et la Thérèse dont le niveau est à 4 mètres. On peut voir à leur surface une pellicule blanchâtre parsemée de taches huileuses et formée par du soufre, produit de l'altération de l'hydrogène sulfuré au contact de l'oxygène de l'air. Il s'en échappe une odeur sulfureuse plus ou moins accusée suivant le degré de sulfuration, odeur qui se fait sentir au loin les jours de vent. La source Zoé est la plus éloignée et s'écarte sensiblement par sa distance des autres puits. Elle est placée, non loin de la Claudine, dans un point plus déclive, au bord de la rivière de l'Alauzène. « C'est une eau jaillissante, d'un débit consi-« dérable, de sulfuration faible ; sur le parcours de l'eau, « les pierres sont blanches, d'aspect savonneux et sont « recouvertes d'abondantes touffes d'algues (sulfo-bac-« téries) que nous n'avons pas observées dans les puits « des autres sources (DELORME). »

Par suite de sa faible minéralisation (m. totale 0 gr. 497), elle occupe une place à part dans le groupe des Fumades et répond à des indications spéciales. Contrai-

rement à ses congénères, très riches en acide sulfhydrique, la Zoé n'en contient qu'une minime quantité
(0 mg 34 par kilo d'eau). Elle jouit de propriétés diuré-
tiques ; par la suractivité qu'elle imprime aux fonctions
du rein, elle provoque une diurèse abondante et une plus
grande élimination des déchets et des éléments toxiques :
c'est une vraie lixiviation de tout l'organisme. Sa principale indication est l'arthritisme. Elle produit, chez certaines personnes, des effets laxatifs que l'on attribuait à la
présence du sulfate de magnésie, à la dose de 2 grammes
par litre. Mais la récente analyse pratiquée par M. Delorme n'est pas venue confirmer ce chiffre : elle n'accuse
que dix centigrammes de sulfate de magnésie et cinq
centigrammes de sulfate de soude. Quoiqu'inexpliqué,
le résultat n'en est pas moins certain. On en fait un usage
courant à table, pendant la saison.

Propriétés physiques

Bues à la source, les eaux des Fumades dégagent une
forte odeur sulfureuse et ont une saveur hépatique avec
un arrière-goût bitumineux et amer. Malgré leur goût
peu agréable on s'y habitue facilement. Transparentes
et claires quand on les verse dans un verre, elles se
troublent bientôt par suite d'un précipité de soufre ; mais
elles ne tardent pas à reprendre leur limpidité première.
Si on les regarde sous un certain volume, elles ont une
apparence grisâtre ou verdâtre, attribuable au sulfure
de fer du dépôt des puits. La grande proportion des matières organiques qu'elles tiennent en suspension les
rend onctueuses au toucher. Le long des canaux d'écou-

lement des sources, on constate une couche de soufre blanc jaunâtre et de substances végétales ayant l'aspect de filaments blanchâtres, grêles, mucilagineux qui ne sont autres que de la glairine ou barégine. Vient-on à agiter et à brasser l'eau, on voit éclater à sa surface de nombreuses bulles gazeuses, mélange d'acide sulfhydrique, d'acide carbonique et d'azote. Elles noircissent rapidement l'argent et corrodent tous les métaux, à l'exception de l'or et du platine. D'une densité qui dépasse notablement celle de l'eau distillée ou celle de l'eau de rivière, les eaux des Fumades sont froides : leur température varie de 8° 5 à 13°.

L'étude de la flore bactérienne a été faite par M. Delorme, au moyen d'ensemencements sur plaques de gélatine à 20° et sur plaques de gélose à 37° ; et aussi en anaérobie sur des plaques de gélatine dans les boîtes de Dreuw. D'après leur faible teneur en microbes, on peut ranger les Eaux de Fumades dans la classe des Eaux très pures, d'après Miquel, ou très bonnes, d'après Marcé. Du reste, ces microbes ont été reconnus comme non pathogènes. La source Zoé est exempte de tout germe.

Radio-activité

Des travaux dus à MM. Moureu et Lepage, sont actuellement en cours d'exécution sur la radio-activité des eaux, des gaz et des boues des sources des Fumades, ainsi que sur la recherche des gaz rares (hélium, néon, argon, krypton et xénon) dans les gaz spontanés. Il résulte des recherches préliminaires que M. Lepage vient d'effectuer tout récemment, sur place, à la station même, qu'on peut

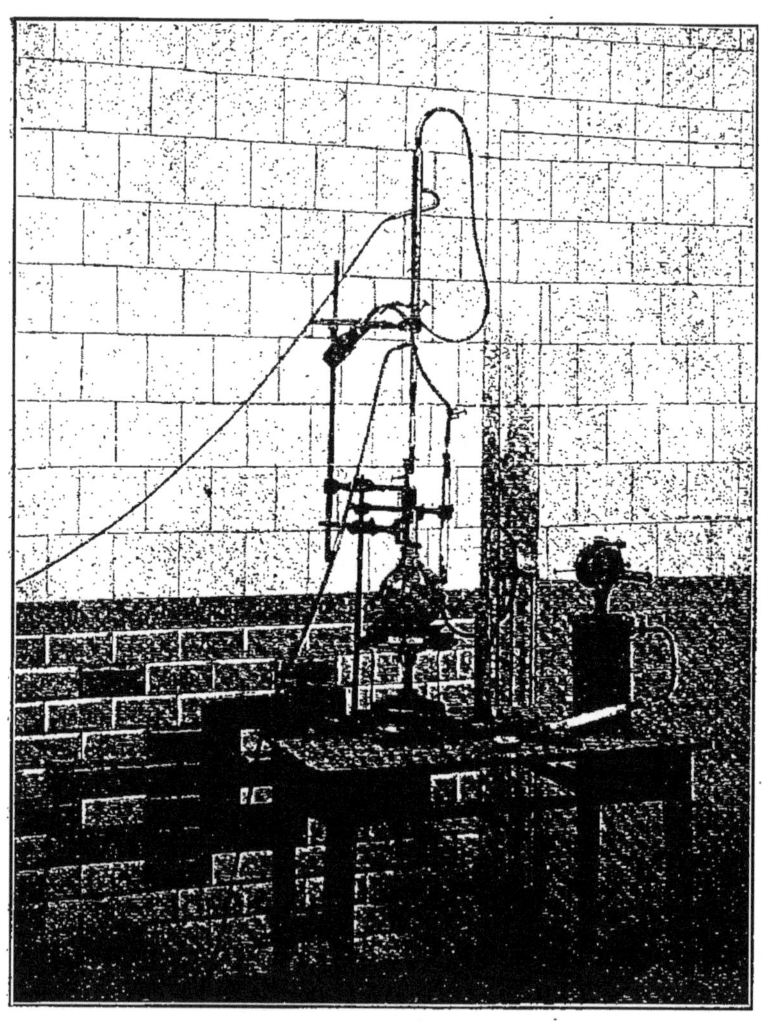

MESURE DE LA RADIO-ACTIVITÉ DES EAUX DES FUMADES
(A droite, sur la table, l'électroscope de Curie fixé sur le récipient cylindrique)

affirmer que les eaux et les gaz (source Zoé) des Fumades
contiennent de l'émanation du radium.

Du mode d'action physiologique
des eaux minérales

L'action curative des eaux minérales, dont les indications étaient basées jusqu'à ce jour sur l'empirisme et
les données de l'observation clinique pouvait s'expliquer
par leur composition chimique et la prédominance, en
quantité appréciable, d'une ou plusieurs substances
minérales. Mais quelle interprétation donner aux effets
thérapeutiques non douteux et souvent très actifs des eaux
si peu minéralisées, qu'on les désignait autrefois sous le
nom d'amétalliques ou d'indifférentes ? Grâce aux progrès
de la chimie physique et biologique, bien que l'étude
théorique des eaux thermales soit encore à ses débuts,
leur action mystérieuse semble s'éclairer d'un jour
nouveau, et il est permis d'espérer que de nouvelles
recherches donneront la clef de l'énigme.

Voici les causes qui semblent fournir une explication
rationnelle de leur mode d'action :

1° Leurs *propriétés électriques*. — Si l'on plonge dans
un récipient d'eau minérale les extrémités d'un fil métal-
lique, on observe la production d'un courant électrique
accusé par un galvanomètre d'une grande sensibilité.

Des recherches récentes ont établi l'existence d'autres
propriétés physiques communes aux eaux minérales et
ignorées jusqu'à ce jour : ce sont *la constante magnétique,
la résistance et la conductibilité électrique*. Diverses

méthodes ont été mises en œuvre pour mettre en évidence ces nouvelles propriétés. On s'est appliqué à mesurer la conductibilité électrique et la résistance électrique par l'emploi du téléphone et des courants alternatifs, au moyen de l'appareil de Kohlrausch ; et la constante magnétique en se servant d'une balance de torsion.

La conductibilité électrique, différente suivant la minéralisation de l'eau et correspondant à sa teneur en extrait sec, présenterait une importance équivalente à l'importance du degré de fusion pour un corps chimique.

2° Leur *point cryoscopique*, étudié par M. Lucien-Graux et qui doit désormais figurer dans les nouvelles analyses : « La pression osmotique des eaux minérales, dit le professeur Albert Robin, est supérieure à celle d'une simple solution des mêmes sels dans les mêmes proportions. »

3° *Etat colloïdal des métaux*. — Il est démontré qu'en associant des traces de corps étranger à des corps simples, on transforme complètement les propriétés de ce dernier : une trace de carbone combiné au fer le change en acier. Or, les eaux minérales tiennent en dilution très étendue différentes substances et en particulier des métaux en quantité infime, dont une grande partie, sous l'influence de la dissociation atomique, se trouve réduite à une division de particules d'une ténuité extrême. Leur mélange avec d'autres éléments de l'eau donne naissance à un état colloïdal (combinaison de matières colloïdes à des traces de métaux). On a découvert dans quelques eaux sulfureuses plusieurs colloïdes électro-négatifs. Les eaux minérales ont été comparées à des solutions colloïdales. Sous cette forme, le métal colloïdal, à doses infinitésimales, jouit d'une activité très puissante, rappelant l'action des oxydases ou ferments solubles qui sont les facteurs essentiels et la source de la vie.

4° *Ionisation*. — L'eau minérale qui représente une solution naturelle diluée et par conséquent en état de dissociation de ses principes constituants, remontant des parties profondes à la surface de la terre, subit une déperdition progressive de pression et de calorique ; ces conditions nouvelles entraînent une continuelle modification de l'état moléculaire qui, en voie de transformations successives, présente d'incessantes combinaisons et réactions chimiques. Par suite de cette scission, la molécule se divise en deux fragments que l'on nomme *ion positif et ion négatif*. Les ions possèdent la propriété de perdre toute affinité et surtout celle de se charger d'électricité ; d'après les théories du jour, ils seraient les seuls véhicules électriques. Il a été récemment établi par M. Lucien-Graux que l'ionisation existait dans la grande majorité des eaux minérales de France.

Les eaux thermales doublement ionisées réunissent les deux modes d'ionisation : ionisation chimique, en tant qu'elles sont considérées comme des dissolutions très étendues (hydrolyse) ; ionisation électrique engendrée par la radio-activité.

Radio-activité. — Phénomène très commun, la radio-activité paraît être une propriété inhérente à la généralité des corps naturels qui en contiennent plus ou moins de traces. Certaines substances jouissent, à un haut degré, du pouvoir d'émettre d'une façon continue et spontanée des radiations invisibles. Produits de la désintégration atomique (métabolons), elles sont comparables à des corpuscules infiniment ténus, possédant une vitesse très grande et susceptibles de traverser les corps opaques, d'impressionner les plaques photographiques et de provoquer la fluorescence du sulfure de zinc et du platinocyanure de baryum. Ces substances sont : l'uranium, le thorium, le radium, le polonium, l'actinium et toute la série de leurs produits de désintégration. Il y a tout lieu de supposer que de continues et persistantes investigations feront découvrir de nouveaux corps radio-actifs.

Lancés en ligne droite avec une grande vitesse, les rayons du radium qui, en raison de sa grande puissance, sert de type pour l'étude des éléments radio-actifs, sont formés par une association complexe et hétérogène de trois faisceaux différents qui constituent la radio-activité : les rayons α (atomes d'hélium), les rayons β semblables aux rayons cathodiques, les rayons γ analogues aux rayons X. De nature et d'intensité d'action distinctes, ces radiations ont chacune leurs qualités et leurs attributs spéciaux : Rayons α (atomes d'hélium), formés de particules matérielles ayant une vitesse équivalente au dixième de celle de la lumière, avec charge électrique positive ; ils sont faiblement déviés par le champ magnétique, fort peu pénétrants et deviennent les principaux générateurs de l'ionisation des gaz. Rayons β, non matériels, chargés négativement, présentant une déviation plus forte sous l'influence du champ électrique, plus pénétrants ; ils agissent plus particulièrement sur les plaques photographiques. Rayons γ, non matériels aussi, de la nature des vibrations électro-magnétiques, ne se laissant pas dévier par l'aimant ; très pénétrants, ils se propagent sous forme

d'ondes sphériques très minces avec autant de rapidité
que la lumière.

Les radiations du radium produisent des effets ther-
miques, lumineux, chimiques et électriques.

Emanations. — Quelques corps radio-actifs dégagent
non seulement des radiations, mais une substance maté-
rielle, dite émanation, de la nature des gaz et agissant
comme tel, d'une condensation facile et douée des propriétés nettement radio-actives. En se déposant sur les objets
environnants auxquels elle se fixe en couche impercep-
tible et impondérable, elle leur transmet sa radio-activité
que l'on nomme induite : celle-ci n'a qu'une durée limitée,
temporaire et son activité dépend du corps qui lui a donné
naissance.

L'émanation du radium, source énergitique considérable, se reconnaît à son spectre analogue à ceux de
l'argon et de l'hélium, à sa propriété d'influencer les
plaques sensibles, et surtout à son pouvoir puissant d'io-
niser les gaz, c'est-à-dire de décharger les corps électriques. En effet, les particules émanées de l'atome du
radium sont projetés avec une telle énergie et une telle
vitesse qu'elles impriment des chocs incessants aux molé-
cules du gaz qui, de ce fait, se sépare en ses ions.

L'émanation du radium résulte de la désintégration de
l'atome du radium. Cette dislocation sous-atomique met
en liberté des quantités prodigieuses d'énergie : il a été
prouvé qu'un gramme de radium est susceptible de déga-
ger en une heure une quantité de chaleur capable d'élever
son poids à 34 kilomètres de hauteur ou de faire passer
son poids de glace à l'état d'ébullition. Une telle libéra-
tion d'énergie rend facile l'interprétation du mécanisme

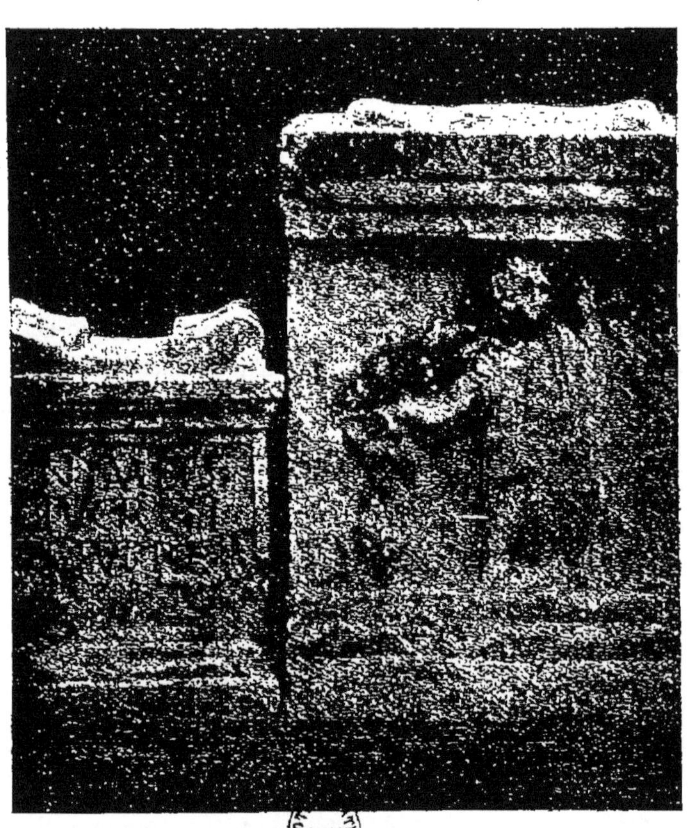

STÈLE ROMAINE

physiologique des eaux thermales et justifie pleinement leur activité thérapeutique.

Il existe cinq gaz dits gaz rares : l'hélium, le néon, l'argon, le crypton et le xénon. Ces gaz sont chimiquement inertes : il n'a pas été possible jusqu'a ce jour de les combiner à aucun corps ; ils ont chacun leurs raies spectrales qui les caractérisent.

« En ce qui concerne spécialement l'hélium, nous ferons remarquer que sa molécule qui se confond avec l'atome, est la plus légère de toutes après celle de l'hydrogène; son poids est 4, celle de l'hydrogène qui est formé de 2 atomes, étant 2. Cette exiguité des dernières particules de l'hélium communique à ce gaz, suivant une loi physique connue, un très grand pouvoir diffusif. Aussi, possède-t-il une puissance de pénétration considérable, et semble-t-il difficile, quand il est présent, ce qui est le cas dans les eaux thermales, de nier son action dans les phénomènes d'osmose, dont le rôle est capital dans les actes fonctionnels de la vie. » (Moureu.)

M. Curie a découvert, en 1904, que les eaux minérales jouissaient de propriétés radio-actives.

L'explication en semble plausible. L'eau dans son parcours à travers les profondeurs de la terre, trouve sur son passage des minéraux radio-actifs, et elle dissout les émanations et les sels solubles. Les eaux minérales contiennent plus généralement des émanations que des sels radio-actifs. Dans le premier cas, la radio-activité décroît vite et disparaît assez rapidement et cela nous donne la raison de la différence profonde d'action de l'eau prise à la source avec celle de l'eau absorbée chez soi ; dans le second cas, c'est de la radio-activité sensiblement fixe.

Rares sont les eaux qui détiennent les sels radio-actifs en dissolution.

« Que dire, maintenant, des émanations radio-actives elles-mêmes, d'où dérive l'hélium ? Chacun connaît leur action puissante sur l'organisme, et il est raisonnablement impossible de leur refuser une part dans l'action de l'eau minérale sur l'économie.

Il est remarquable, comme l'ont fait observer Pierre Curie et M. Laborde, que les sources les plus radio-actives, dont quelques-unes, comme celles de Gastein dans le Tyrol, et de Plombières dans les Vosges, sont justement célèbres par leur efficacité, soient aussi celles dont la salure, pauvre et banale, ne saurait expliquer leurs effets thérapeutiques certains, depuis longtemps reconnus par les cliniciens parfaitement ignorants de leur composition chimique. » (MOUREU.)

La facilité qu'ont les émanations se dégageant des sources et du sol, émanations qui se comportent comme un gaz, de se mêler à l'air, rend l'atmosphère d'une station, radio-active ; l'ionisation de l'air est en raison directe de la radio-activité de l'eau thermale. Elle acquiert son maximum au voisinage des sources. C'est pourquoi, on ne saurait trop engager les baigneurs à faire un séjour prolongé aux buvettes. Pour le même motif, on conçoit tout l'intérêt pour le malade à suivre sur place son traitement hydriatique. La puissance d'activité qui sépare la cure à la station de la cure à domicile, se comprend aisément.

« L'émanation du radium est instable ; elle se détruit lentement, mais d'une manière continue, suivant une loi telle que, en quatre jours, elle diminue de moitié (Curie). En fait, quelle que soit la richesse en émanation d'une eau thermale, l'expérience montre que l'eau, quand elle est âgée d'un mois, n'est plus pratiquement radio-active.

A ce point de vue, on peut dire d'une eau thermale, surtout si elle est fortement radio-active, qu'elle est *vivante* à la source ; elle meurt ensuite lentement pour devenir lentement un *cadavre.*

D'ailleurs, on sait que d'autres éléments constitutifs de l'eau minérale sont loin d'y persister indéfiniment et d'y demeurer toujours inaltérés : les sulfures tendent toujours à s'oxyder, les sulfates à se réduire, le fer et l'arsenic à se précipiter. Et quant à l'état thermique de l'eau minérale, il diffère nécessairement loin de la source de ce qu'il est à la source.

D'autres différences, de nature inconnue, seront sans doute révélées un jour. » (MOUREU.)

Les émanations radio-actives ont une action calmante, sédative et exercent à la fois une douce stimulation sur toute la nutrition ; elles augmentent la vitalité de l'organisme et activent le développement des êtres animés. Elles renforcent en outre l'action médicamenteuse des éléments chimiques de l'eau minérale. Aussi, doivent-elles, à l'avenir, compter comme un facteur important et être notées dans le tableau des futures analyses.

« Aucun facteur ne doit être négligé et il serait pour le moins risqué de refuser à un élément constitutif quelconque, physique ou chimique, une part dans l'action thérapeutique globale. Une eau minérale est un tout, un bloc, comme l'opium, comme la digitale, comme la belladone. » (MOUREU.)

C'est pourquoi, dans une note communiquée à l'Académie des sciences (6 mars 1911) MM. Armand Gauthier et Charles Moureu ont fait connaître, à l'occasion de l'examen d'une eau thermale nouvelle, une marche générale moderne, des procédés analytiques et des méthodes de dosages des faibles quantités, qui pourraient servir de prototype pour l'étude physico-chimique approfondie des eaux minérales anciennes et nouvelles, exigée par l'état de nos connaissances et de nos besoins actuels. En voici un résumé très succinct :

1° *Etude physique* : Sous cette rubrique ont été étudiés les caractères organoleptiques (couleur, limpidité, odeur, saveur), la température, la densité, le point cryoscopique, la conductibilité électrique spécifique (conductivité), l'ionisation, la radio-activité.

2° *Etude chimique* : Méthodes ordinaires pour les caractères réactionnels, l'alcalinité, le résidu sec et le résidu sulfaté.

Eléments électro-positifs : Procédés classiques pour le potassium, sodium, calcium, magnésium, le fer, l'alumine. Principes des méthodes adoptées par les auteurs pour le lithium, antimoine, étain, manganèse.

Eléments électro-négatifs : Le chlore, les acides sulfurique, phosphorique, carbonique et la silice ont été dosés suivant les procédés usuels. L'iode, le brome, le fluor, l'acide borique, l'arsenic ont été recherchés et dosés par des méthodes inédites ou perfectionnées, personnelles aux auteurs.

3° *Gaz* (rares et ordinaires) : Méthode pour l'étude 1° des gaz spontanés, 2° des gaz extraits à l'ébullition.

Le résultat de leur analyse a été traduit, sans groupements hypothétiques, sous la forme de Ions positifs — Ions négatifs.

M. de Rey-Pailhade fournit une autre explication du mode d'action des eaux sulfureuses au moyen du philothion, hydrure de sérum-albumine qu'il a découvert. Le philothion n'existe pas dans le sérum du sang ; mais il constitue la majeure partie de la myo-albumine : il donne H^2S avec le soufre à la température de 40 degrés : « L'action des eaux sulfurées s'explique très bien : le soufre qui passe dans le sang à l'état ionisé sans doute, attaque le philothion avec formation d'H^2S, il y a perte de l'équilibre chimique ; mais la cellule reprend cet équilibre en reformant le philothion et en fixant un O H sur une matière oxydable. Il y a eu en définitive augmentation de l'activité physiologique ».

De ce qui précède on peut juger de la complexité du problème relatif au mode d'action thérapeutique des eaux minérales.

Quelle que soit l'interprétation que l'on adopte, il n'en reste pas moins acquis que les eaux sulfureuses produisent une stimulation de tout l'organisme : l'activité imprimée à la nutrition générale est réelle et indéniable.

L'acide sulfhydrique absorbé, circulant dans le liquide sanguin va impressionner les centres nerveux et plus spécialement ceux de la respiration et de la circulation. L'hydrogène sulfuré semble avoir une sorte d'affinité pour le bulbe qu'il hypérémie, en localisant son action sur le noyau du pneumogastrique. Grâce à l'impulsion donnée par l'intermédiaire du système nerveux, il se manifeste un véritable réveil des fonctions de l'organisme : le taux globulaire augmente, la vie cellulaire s'exalte, les phénomènes phagocytaires sont accrus, les oxydations et les échanges deviennent plus actifs ; et par un meilleur fonctionnement des émonctoires, l'organisme rejette au dehors les déchets incomplètement comburés, accumulés dans les tissus. L'augmentation de l'urée, de l'acide urique et des sulfates éliminés par les urines en fait foi. Par suite de ces réactions lentes, mais répétées et continues, le processus nutritif dévié subit des modifications profondes et le mode de vitalité déformé par de vieilles habitudes morbides, se transforme et est ramené à l'état physiologique. Ces heureux changements se traduisent chez le malade, après quelques jours de traitement, par une sensation de relèvement, un accroissement de forces et une plus grande vivacité dans les mouvements.

Mais l'action de l'hydrogène sulfuré ne se borne pas à des effets généraux ; elle s'exerce d'une façon topique, locale. Si une partie de l'acide sulfhydrique est rejetée par les reins à l'état de sulfate, une autre partie est éliminée en nature par les poumons, la peau, et en faible quantité par l'intestin. Agent très actif de réduction par sa grande avidité pour l'oxygène, il se décompose en soufre qui se dépose à l'état naissant sur les tissus. On peut préjuger des modifications favorables déterminées par le passage de ce gaz à travers ces divers organes. En vertu de son pouvoir contractile sur les fibres musculaires lisses, il fait contracter les muscles de Rcissesen et favorise l'expectoration dans les maladies des voies respiratoires ; excitant de la sécrétion glandulaire, il en fluidifie les sécrétions qu'il tarit ensuite par son action substitutive sur la muqueuse aérienne. Il est surtout asséchant et convient aux formes humides. Sur le tégument externe, il stimule les glandes cutanées, rétablit le mode fonctionnel défectueux des peaux atones et refait l'épiderme altéré.

L'hydrogène sulfuré est aussi un stimulant des fonctions digestives. Pénétrant dans le foie par l'intermédiaire de

la veine-porte, il contribue à l'élaboration de la bile si
nécessaire à la digestion intestinale. Le soufre, en effet,
entre dans la composition de la bile pour former des sels
biliaires (taurine, taurocholate de soude), de même qu'on
le trouve normalement, à l'état de combinaison, dans
beaucoup d'albumines, dans l'urine, la salive, l'épiderme.
La sécrétion biliaire s'accroît et est rendue plus fluide.
L'effet cholalogue du soufre est mis en évidence par la
rapidité avec laquelle les selles prennent une coloration
noirâtre ou verdâtre. La propriété antiseptique de la bile
devenue plus abondante, venant s'associer à l'action anti-
fermentescible de l'hydrogène sulfuré, introduit dans
l'estomac par la boisson, s'oppose aux fermentations anor-
males de l'appareil gastro-intestinal, neutralise les toxines
et combat les auto-intoxications. Si, à ce double effet anti-
fermentescible on ajoute les contractions intestinales qu'il
provoque par son action sur les fibres lisses et l'augmentation de l'activité sécrétoire qu'il sollicite, il est légitime
de penser que les fonctions du tube digestif s'améliorent
et se régularisent ; il en résulte un retour et un accroissement de l'appétit que l'on constate, dès les premiers jours,
chez tous les baigneurs.

Mais d'autres agents curateurs se rencontrent dans les
eaux et joignent leur action à celle du soufre. Le bitume
qui s'y trouve dans de grandes proportions est analogue
au goudron. Comme le soufre, le goudron a une électivité
pour les muqueuses respiratoires par lesquelles il s'éli-
mine en partie ; il agit à la façon des balsamiques en cor-
rigeant très heureusement l'irritation secrétoire. Outre
son emploi usuel dans les bronchites, il est utilisé en der-
matologie et sert à la confection de nombreuses pom-
mades. De plus, le bitume atténue dans un sens régressif

les effets irritants du soufre : il est à la fois un adjuvant et un tempérant des sulfureux.

Le sulfate de chaux, si abondant dans les sources, vient à son tour apporter, par sa base de chaux, un élément de rénovation. La chaux a des effets reconstituants et de longue durée ; elle est l'alimentation de la charpente osseuse à la formation et à l'entretien de laquelle elle contribue puissamment. « Les eaux fortement calciques ont l'avantage de désobstruer le rein, de combattre les phénomènes urémiques » communication de Netter à la Société de biologie (mars 1907).

Enfin, l'acide carbonique et l'azote contenus dans les eaux des Fumades jouissent de propriétés calmantes et expliquent en partie les phénomènes de sédation que l'on obtient dans les états spasmodiques des bronches, (asthme) par l'emploi des inhalations chaudes ou froides.

« Ce que l'on appelait l'azote des eaux minérales est en réalité un mélange d'azote, d'argon, d'hélium, de néon, d'émanations radio-actives et sans doute d'autres substances connues ou inconnues.

Nous avons relevé la belle étude de MM. Régnard et Schlœsing fils, relative à la fixation de l'azote et de l'argon de l'air sur le sang dans l'acte de la Respiration. Ces savants ont montré que le sang absorbe une proportion de ces deux gaz notablement supérieure à celle qui est compatible avec leurs solubilités dans le sérum sanguin et leurs pressions respectives dans l'atmosphère, et qu'il y a un excès manifeste d'azote et d'argon dans le sang de l'animal vivant ». (MOUREU).

La note dominante des eaux des Fumades, sur laquelle on ne saurait trop insister, est la douceur de leur action. Malgré leur forte sulfuration, elles ne réveillent pas la nervosité du sujet et la tendance irritable de l'affection morbide. Elles modifient graduellement mais d'une façon continue, sans à-coup, sans perturbation brutale, subite : La fièvre thermale est inconnue aux Fumades. A la période d'excitation légère du début succèdent le calme et la sédation. Le docteur Gibert, qui comme nous, avait observé avec quelle facilité elles sont supportées, s'exprime ainsi : « A telle enseigne que si on trouvait chez une névropathe, hystérique, neurasthénique, choréïque, une affection respiratoire, une dermatose demandant un traitement sulfuré, on pourrait sans crainte l'envoyer aux Fumades. Nous avons eu cette été, l'occasion de traiter une grande hystérique tuberculeuse qui, non seulement a amélioré sa bronchite, mais a vu ses crises nerveuses s'espacer considérablement ».

A quels agents est due leur parfaite tolérance ? 1° A l'acide sulfhydrique moins excitant que les sulfures ; 2° A la basse température de l'eau ; 3° Enfin, à la présence de bitume et des sels de chaux qui, jouant le rôle de pondérateurs, tempèrent l'activité du soufre.

Qu'il me soit permis de rappeler en passant, ce qui du reste est de notion courante, que dans les maladies chroniques l'action médicamenteuse des eaux minérales est de beaucoup supérieure aux remèdes de la pharmacie et ne saurait lui être comparée : ses effets sont plus profonds et plus durables. « L'eau minérale montre une profondeur d'action à laquelle les médicaments de nos officines n'ont rien de comparable » (Trousseau & Pidoux). C'est une association heureuse de principes divers, élaborée par la nature dans un état de combinaison intime, animée, vivante, que ne peuvent égaler les préparations pharmaceutiques. Dans ses synthèses, la nature emploie des procédés autrement complexes que ceux de l'imitation artificielle qui ne peut qu'incomplètement les reproduire : le laboratoire de la nature est inimitable.

Mode d'emploi

Grâce à la composition et à la graduation étendue des sources, les eaux des Fumades sont susceptibles de nombreuses applications et leur mode d'emploi en est très varié. On les utilise en boisson, bains, irrigations nasales, gargarismes, douches pharyngées, pulvérisations, humage, inhalations chaudes et froides, douches, bain de vapeur. Les inhalations occupent une place prépondérante dans la cure des Fumades.

Indications

Quelles sont les maladies tributaires de ces eaux ? Loin d'étendre le champ des indications d'une eau thermale, nous estimons qu'il y a lieu de le réduire, en appropriant d'une façon exacte son mode d'action aux maladies qu'il faut combattre de façon à obtenir le meilleur résultat possible et à en faire le remède le plus parfait. Il est nécessaire de délimiter scrupuleusement ses attributions hydro-minérales et d'en faire ressortir la note dominante, en un mot préciser sa spécialisation. En généralisant et en multipliant les propriétés curatives, on jette la confusion dans l'esprit du médecin et on nuit autant au malade qu'à la prospérité de la station.

L'acide sulfhydrique s'éliminant par la muqueuse de

l'arbre respiratoire et par la peau, les *applications thérapeutiques*, les *indications* se déduisent d'elles-mêmes. Par leur électivité pour la muqueuse aérienne, elles sont tout naturellement désignées dans le traitement des maladies des voies respiratoires supérieures et inférieures : *Coryza chronique, rhinite hypertrophique et atrophique, hypertrophie amygdalienne, pharyngite granuleuse, laryngite chronique, d'origine diathésique ou professionnelle, bronchite chronique, spécialement des lymphatiques et des arthritiques, bronchorrée, asthme humide, tuberculose pulmonaire au 1er et au 2e degré, reliquats de pneumonie et de pleurésie.*

Les maladies de la peau, pour laquelle l'acide sulfhydrique a aussi une affinité spéciale, relèvent également du traitement sulfhydrique : *Eczéma sec ou humide, séborrhée, impetigo, acné, pityriasis, psoriasis, lichen, prurigo, herpès, ecthyma, kératoses.*

Mais la suractivité communiquée aux échanges cellulaires trouve de même son indication dans les états constitutionnels caractérisés par un ralentissement ou une déviation de la nutrition. C'est ainsi que le scrofule et l'arthritisme, dans leurs manifestations et localisations, sont justiciables au même titre de la médication sulfhydrique.

Accessoirement et partageant en cela les propriétés communes aux eaux sulfureuses, elles sont employées avec succès dans les états pathologiques suivants : *Rhumatismes, syphilis, affections génito-urinaires, métrite chronique, leucorrhée, blennorrhée, suites des traumatismes, entorses, luxations, fractures, plaies par armes à feu, ulcères simples ou variqueux, arthrites, ostéites, convalescence des maladies infectieuses, états de débili-*

tation générale, période prétuberculeuse, anémie et chlo-
rose.

Mais, nous le répétons avec insistance ; la spécialisation des Fumades réside dans la cure des maladies respiratoires et des dermatoses.

C'est là sa note caractéristique, sa raison d'être.

Il suffit d'invoquer les résultats incontestés de l'observation clinique. Nombreuses sont les publications rela-
tives à des cures vraiment remarquables. Les heureux
effets obtenus dans les cas de bronchite des lymphatiques
peuvent être taxés de merveilleux. Quant aux guérisons
et aux améliorations retentissantes d'anciennes dermu-
toses rebelles, elles sont si fréquentes qu'elles ont répandu
au loin la réputation et la vogue des Fumades.

Station Hydrominérale des FUMADES (Gard)

Exposition Universelle Bruxelles 1910. — Médaille d'Or
Exposition d'Hygiène Tunis 1911. — Diplôme d'honneur
Adresse Télégraphique : FUMABAINS-ALAIS

SOURCE ZOÉ
L'UNIQUE EAU DE TABLE
RÉGÉNÉRATRICE DU SANG

SOURCE ROMAINE
contre les affections de la Peau, suites de fractures et d'entorse, plaies d'armes à feu, Ulcères variqueux, des voies respiratoires

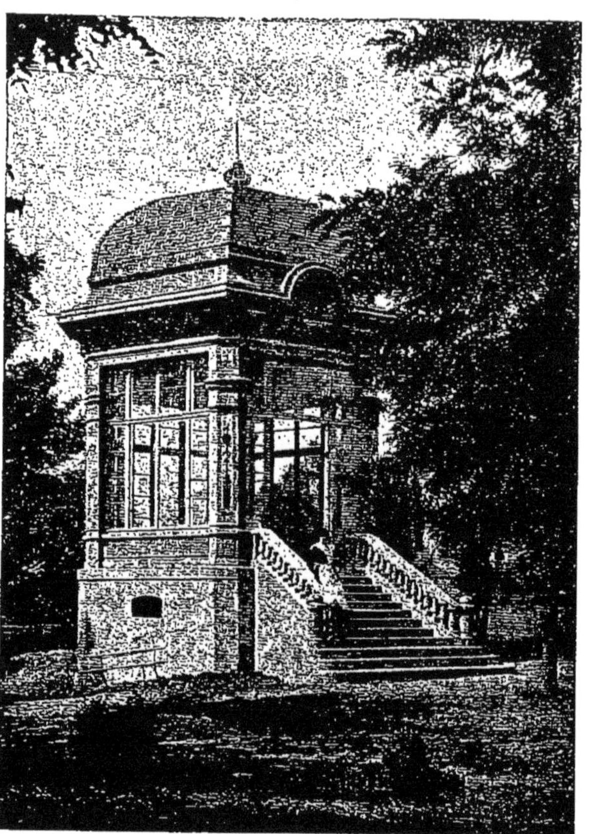

PAVILLON DE LA SOURCE " ZOÉ "

TÉLÉPHONE N° 74 (RÉSEAU D'ALAIS)
TRAITEMENT HYDROTHÉRAPIQUE COMPLET

CASINO MUNICIPAL
Concerts — Jeux autorisés
BUREAU DE POSTE - TÉLÉPHONE
BELLES PROMENADES OMBRAGÉES — EXCURSIONS — SITES

HOTELS PENSION COMPRISE :

GRAND HOTEL, 100 chambres . . . . . 8 à 15 francs par jour.
HOTEL DIANE, 50 chambres . . . . . 7 à 8 francs par jour.
HOTEL ROMAIN, 50 chambres, pension de . 6 francs par jour.
Chambres de 1 fr. 50 à 2 fr. Arrangement pour Familles
RESTAURANT — PRIX FIXE ET A LA CARTE

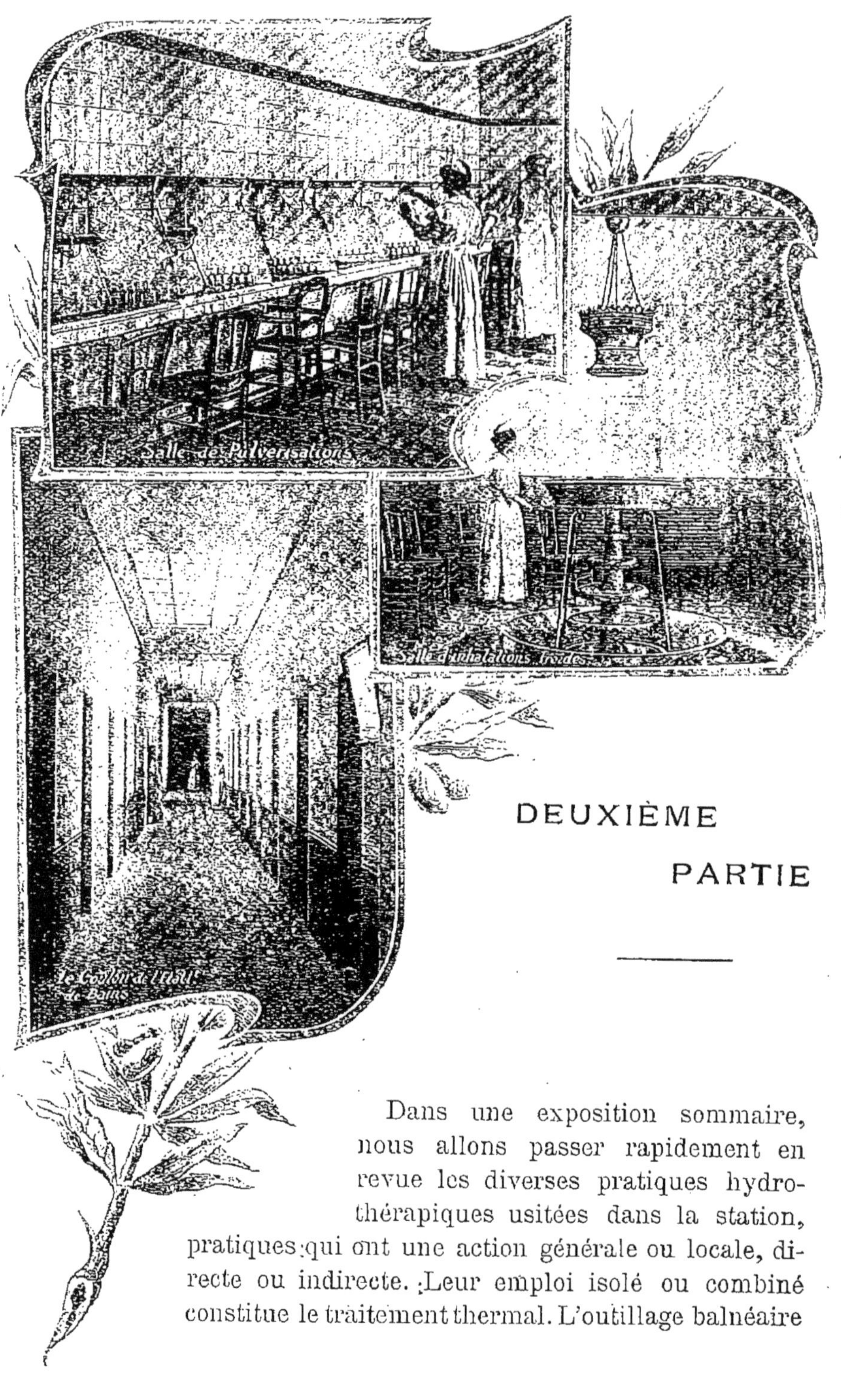

DEUXIÈME
PARTIE

Dans une exposition sommaire, nous allons passer rapidement en revue les diverses pratiques hydro-thérapiques usitées dans la station, pratiques qui ont une action générale ou locale, directe ou indirecte. Leur emploi isolé ou combiné constitue le traitement thermal. L'outillage balnéaire approprié à l'usage varié de l'eau sulfhydriquée, est irréprochable et bien organisé : avec ses ressources multiples, il répond à tous les besoins thérapeutiques.

L'éducation du personnel est complète. L'Etablissement médical, de construction nouvelle et d'aménagement conçu dans un esprit de progrès, satisfait aux exigences du bien-être et de l'hygiène du moment. Les cabines, vrais modèles du genre, au nombre de 80, dont le revêtement interne est formé de briques blanches vernissées, ne laissent rien à désirer tant au point de vue du cubage et de l'asepsie, qu'au point de vue de l'éclairage et de l'aération ; elles sont pourvues de baignoires émaillées du type le plus récent.

Boisson

L'usage de l'eau des Fumades en boisson a une grande importance. Elle modifie le terrain et transforme l'état diathésique, qui font naître ou entretiennent les manifestations morbides. Cette eau, médicament naturel, vivant, est directement absorbable et assimilable ; elle n'impose aucun travail à l'estomac à l'encontre des autres eaux sulfureuses, qui doivent subir l'action du suc gastrique pour leur transformation en hydrogène sulfuré. Introduite dans le tube gastro-intestinal elle réveille l'appétit, stimule les fonctions digestives ; puis, passant dans le torrent sanguin, redresse et tonifie l'influx nerveux défaillant, active la circulation générale, augmente la nutrition interstitielle et le coefficient d'oxydation azotée. La vitalité des éléments cellulaires étant accrue, le processus nutritif tout entier se trouve modifié. Il s'ensuit une rénovation et une reconstitution prompte de l'orga-

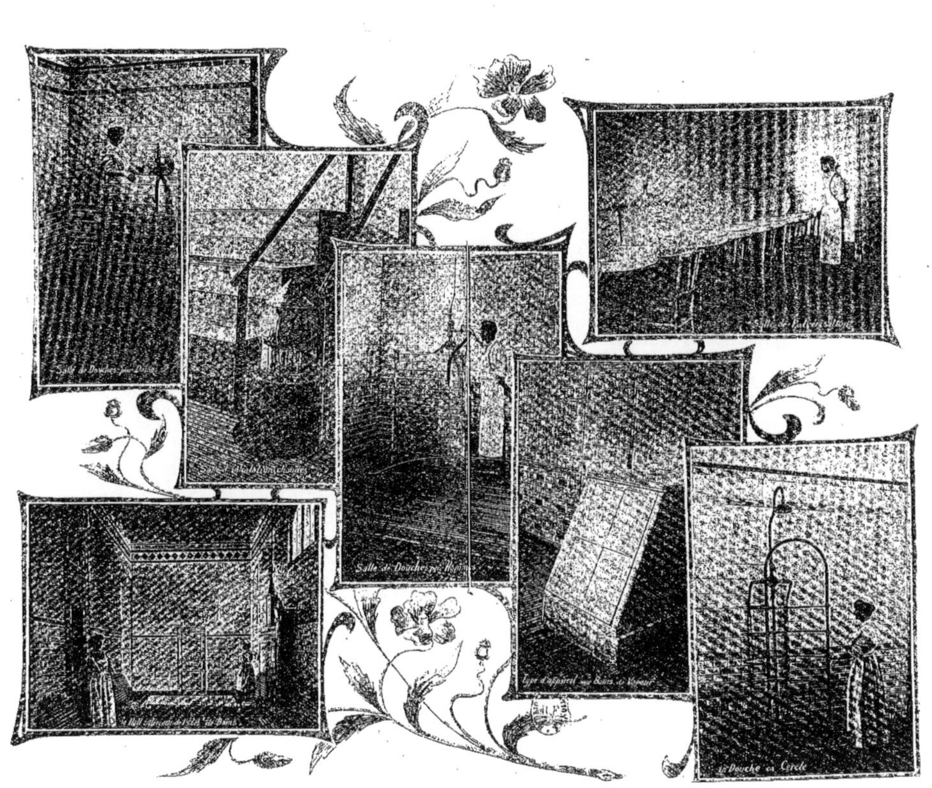
Salle de Douches pour Dames
Salle d'Inhalations chaudes
Salle de l'Observation
Salle de Pulvérisation
Salle de Douches pr. Hommes
Type d'appareil aux Bains de Vapeur
La Douche en Cercle

nisme, une augmentation de sa force réactionnelle qui se révèlent, d'une façon plus évidente chez les malades, par une coloration plus vive des téguments et une plus grande activité musculaire. Le baigneur éprouve un vif sentiment de bien-être, il se sent refait, plus dispos.

L'apparition de la période menstruelle, dont l'abondance est souvent plus grande se manifeste plus tôt et est avancée de quelques jours.

En dehors de ce premier effet général, l'eau sulfhydriquée par une affinité élective pour la peau et la muqueuse respiratoire, exerce une action locale excitatrice et résolutive à la fois ; elle détermine la régénération des cellules épidermiques et des modifications dans la circulation et les secrétions de l'arbre aérien. D'après certains auteurs, l'eau en boisson donnerait des résultats plus profonds et à plus longue portée que ceux obtenus par les autres modes d'emploi.

L'eau des Fumades doit être administrée au début à doses faibles et progressivement croissantes ; il est prudent d'étudier la susceptibilité des malades, surtout chez les sujets affaiblis ou à estomac délicat et chez les personnes à réactions faciles. On conseille d'abord un demiverre aux grandes personnes et un quart de verre aux enfants ; et si elle est bien tolérée on va successivement de 1 à 2 verres pour arriver à la quantité maximum de 3 verres dose qu'il est inutile et quelquefois dangereux de dépasser. Il en va autrement pour la source Zoé qui, en raison de sa faible sulfuration et de ses propriétés spéciales (très Dyalitique, elle agit sur les secrétions urinaires, intestinales et biliaires) autorise une plus grande ingestion d'eau ; de 4 à 8 verres tous les matins à jeun pris à un quart d'heure d'intervalle. On doit la boire par petites gorgées, avec lenteur, de façon à la chauffer dans la bouche ; elle se mélange ainsi à la salive, et la digestion et l'absorption n'en sont que plus rapides. Pour les baigneurs à gorge irritable, il est indiqué, à cause de la basse température de l'eau, de la mélanger à une infusion ou à du lait chaud. De même, les malades pour qui la source Romaine serait lourde à l'estomac, ont intérêt à faire suivre son ingestion d'un verre de la source Zoé qui en facilite la digestion. L'eau sulfhydriquée se prend généralement le matin à 10 heures et le soir à 4 heures, c'est-à-dire deux heures avant les principaux repas.

Les sources ordonnées en boisson sont les sources Zoé, Pierre, Romaine et Thérèse, de contenance sulfhydriquée moyenne et de saveur acceptable. Les sources Julia et Etienne très chargées en hydrogène sulfuré et par suite, d'un goût fort désagréable sont réservées pour ce motif aux traitements externes : bains, inhalations, pulvérisations.

Bains

L'utilisation interne de l'eau produit une action directe ; mais on peut aussi par des moyens indirects concourir à la médication : c'est ainsi que les bains représentent un précieux auxiliaire en secondant le traitement interne. Ce procédé constitue un moyen puissant.

L'effet des bains est subordonné à leur degré thermique et à leur durée. Par une application méthodique il est facile d'obtenir une grande variété dans les résultats : *sédation, stimulation, décongestion, révulsion.* Ils sont légèrement toniques si on les prend tièdes (33°) et courts ; ils deviennent calmants, tempérants s'ils sont prolongés et tièdes. A une température plus élevée (35°) ils sont chauds ; et suivant le degré calorique ils possèdent des propriétés excitantes et surtout dérivatives : aux environs de 39°, ils provoquent une forte diurèse et un maximum d'éliminations de substances toxiques : à 40° ils font naître une vive rubéfaction suivie d'un changement profond de la circulation centrale. Les bains chauds sont donnés très courts (10 à 15 minutes). En un mot, la longueur et la thermalité du bain doivent se plier aux exigences de la maladie et être fixées par la nature de l'affection et le but à atteindre. Nous ferons observer, à ce propos, que quelle que soit la température que l'on donne à l'eau des Fumades, elle ne s'altère pas et conserve son intégrité et ses vertus curatives puisqu'elle est chauffée en vase clos.

« C'est surtout le bain tempéré qui est le plus souvent appliqué en hydrologie. La température de ce bain est variable suivant les sujets. Il est dangereux de préparer les bains trop chauds. On expose ainsi le sujet qui se baigne à des accidents congestifs quelquefois fort graves.

Le bain doit être préparé de manière à ce que en y entrant, le sujet qui se baigne éprouve après s'être largement épongé avec l'eau du bain dans lequel il va se plonger, une sensation très légère de fraîcheur, sensation variable pour chaque personne. Au bout de quelques minutes, la tolérance du bain est acquise, et on prend alors avec un thermomètre exact la température de l'eau. C'est à cette température, que l'on peut, suivant la sensation du malade, légèrement modifier, que toute la série de bains pourra être prise. » (P* GARRIGOU).

On utilise aussi les bains chauds locaux dans les cas

régions atteintes d'inflammation chronique et de gonflement profond : la forte révulsion produite par l'excitation locale cutanée et le mouvement fluxionnaire qu'elle détermine à la peau aide au dégorgement de ces régions.

Enfin, les bains de pieds à eau courante à 42°, 45° d'une durée de 4 à 8 minutes sont employés comme dérivatifs, particulièrement dans les affections respiratoires : en attirant le sang aux extrémités inférieures elles amènent la décongestion des parties supérieures.

L'eau des Fumades appliquée sous forme de bains donne à la peau saine une sensation de douceur, d'onctuosité due à la présence de la glairine. Elle imprime une vive stimulation au système nerveux et par son intermédiaire développe une suractivité dans la nutrition intime. Excitant, par vasodilatation, la circulation périphérique elle facilite le mouvement d'élimination, décongestionne les viscères et résout les engorgements profonds ; sur la peau malade, elle en régularise les fonctions, provoque le décapage des croûtes et squames épidermiques, attaque et désorganise les proliférations morbides ; et par son action cicatrisante déterge et répare les plaies du tégument : au total, elle aide les métamorphoses trophiques cutanées.

Les vapeurs sulfhydriquées qui se dégagent des bains sont inhalées par le malade qui, à son insu, ajoute le traitement interne à la médication externe. Du reste, quelle que soit la forme de l'application de l'eau minérale, dans toute l'étendue de la station, le baigneur bénéficie des émanations constantes de l'hydrogène sulfuré et fait de la médication interne sans s'en douter.

Irrigations nasales

L'irrigation nasale désignée aussi sous le nom de douche nasale, consiste à faire passer, sous une douce pression, un liquide qui, entrant par une narine, traverse le naso-pharynx, pour ressortir par la narine opposée. L'irrigateur d'Esmarck muni d'une olive nasale est l'appareil de choix. On peut se servir aussi du siphon de Weber. Les récipients en usage aux Fumades glissent sur une tige verticale et graduée qui rend un compte exact de la pression. La canule, en verre de préférence, à cause de sa facile désinfection, est dirigée non verticalement, mais d'avant en arrière et appliquée, s'il y a rétrécissement d'une fosse nasale, à la plus étroite pour prévenir l'engorgement.

Quand les cavités sont également perméables, il y a intérêt, pendant la durée de la douche, à faire pénétrer le courant tantôt par une narine, tantôt par une autre. La pression de l'eau sulfurée à la température de 33° à 35° doit être faible (60 à 80 centimètres de hauteur). Les irrigations demandent à être abondantes (3 à 6 litres) et répétées deux fois par jour. Toutefois, la quantité est subordonnée à la nature de l'affection et à la conformation du nez.

Un nez à narine étroite ou déformée et obstruée exigera moins de liquide qu'un nez à ouverture large qui offre un écoulement facile et plus rapide, l'eau agissant plutôt par la durée de son contact que par son volume. De même, l'ozène réclamera des lavages plus prolongés que la simple rhinite.

Au cours de l'opération, le malade penche un peu sa tête en avant, et, immobile, la bouche entr'ouverte, il respire simplement, évitant de causer, de déglutir sa salive : ce n'est qu'une demi-heure après qu'il lui est permis de se moucher, du moins avec force. Nous avons pour habitude de faire ajouter à l'eau sulfhydriquée une pincée de sel marin : cette addition qui lui donne un pouvoir isotonique se rapprochant de celui des humeurs normales du corps, la rend plus tolérable pour la muqueuse nasale.

Les eaux sulfhydriquées bitumineuses des Fumades sont d'un emploi tout indiqué dans la cure des maladies du nez, utilisées en applications locales au moyen des irrigations nasales, qui introduisent le liquide curateur dans toutes les anfractuosités et les moindres replis. Le courant sulfureux chasse et entraîne les mucosités, désagrège les croûtes qu'il balaie.

Les douches nasales donnent d'excellents résultats thérapeutiques.

Gargarismes

Le gargarisme, pratique des plus utiles, met l'eau en contact direct avec l'arrière-gorge : c'est un vrai bain local. L'eau sulfureuse donne une sensation d'astringence et modifie la muqueuse par l'hypérémie qu'elle provoque. Pour les gosiers sensibles et délicats, il est bon de la tiédir par un mélange d'eau chaude ou de lait à l'eau minérale. C'est un procédé simple, mais qui, quoique actif, n'a pas la puissance d'action des pulvérisations auxquelles on a le plus souvent recours. Elle en est l'auxiliaire et convient aux gorges irritables qui ne toléreraient pas les douches pulvérisées.

Pulvérisations

La pulvérisation ou douche de gorge pulvérisée se pratique au moyen d'appareils où l'eau est aspirée et pulvérisée par un jet de vapeur. L'eau minérale est projetée en goutelettes très fines qui représentent un véritable poudroiement. La pulvérisation à vapeur a l'avantage sur les autres systèmes (palettes, tambour, tamis) de réduire l'eau à l'état de pluie extrêmement divisée et tenue et même de la vaporiser en partie : ce qui lui donne l'aspect d'une fumée épaisse. Le malade doit prononcer la voyelle *a*, pour favoriser l'abaissement de la langue et découvrir le fond de la gorge. A l'action de la minéralisation de l'eau viennent s'ajouter les effets des titillations du jet. Ces petits chocs ininterrompus excitent les terminaisons et expansions nerveuses de la muqueuse. La pulvérisation exerce une action résolutive et substitutive sur le mode irritatif.

Douche pharyngienne

On fait usage d'un tube retourné, adapté au réservoir d'Esbach pour la douche pharyngienne ; moyen plus puissant que la pulvérisation, il n'est pas applicable à toutes les affections pharyngées : il trouve son emploi dans les cas de muqueuses anémiées, pâles et atones. La percussion déterminant une vive réaction produit une

circulation plus active dans le réseau capillaire et réveille
la vitalité affaiblie de la muqueuse. Elle est contre-indi-
quée dans les Pharyngites à muqueuse se congestionnant
facilement ou présentant des varicosités.

Inhalations

Le facile dégagement de l'hydrogène sulfuré que l'on
obtient en agitant ou chauffant l'eau sulfhydriquée
permet d'en faire l'application sous une forme spéciale :
l'Inhalation.

La spécialité d'action entraîne la spécialisation du mode
d'emploi. L'inhalation consiste dans le séjour au milieu
d'une atmosphère de vapeur ou de gaz émanés d'une eau
minérale et dans l'introduction au centre des voies respiratoires de cet air imprégné de principes médicamenteux
naturels. Elle constitue une médication locale, topique ;
elle est la base de la médication respiratoire.

Administrée avec l'eau sulfhydriquée, elle porte l'hydrogène sulfuré jusqu'aux extrémités des bronches et vési-
cules pulmonaires. Ce contact immédiat du principe
curateur avec la muqueuse détermine des effets décon-
gestifs, antiphlogistiques et substitutifs ; et, en raison de
l'action antiseptique de ce gaz, les infections microbiennes
sont neutralisées ou enrayées. Mais là ne se borne pas
son rôle. Pénétrant avec l'air inspiré jusqu'à l'épithélium
alvéolaire qu'il traverse par le même mécanisme que l'oxygène, l'acide sulfhydrique est rapidement absorbé et passe
dans la circulation générale pour revenir s'éliminer par
la muqueuse pulmonaire ; d'où double action d'entrée et
de sortie qui a pour résultat de tarir les secrétions mor-

bides et de tonifier la muqueuse en lui donnant une vitalité nouvelle.

Loin de provoquer du malaise, la respiration des vapeurs sulfhydriquées apaise rapidement la toux et transforme l'activité secrétoire de l'appareil vocal et pulmonaire. Un des effets les plus frappants est le calme général; la sensation de bien-être qu'éprouvent, dans cette atmosphère médicatrice, même au plus fort des crises, l'asthmatique, l'emphysémateux, dont la perméabilité des alvéoles pulmonaires semble plus grande. Comment expliquer l'action sédative de l'inhalation ? L'acide sulfhydrique inhalé, au contact de la muqueuse respiratoire, impressionne les terminaisons du nerf vague et par action réflexe agissant sur le bulbe produit le ralentissement de la respiration (LAMARQUE). Par ailleurs, on connaît les effets calmants de l'azote et l'action anesthésique de l'acide carbonique. Ces deux gaz existant en proportions notables dans les eaux des Fumades, il est rationnel d'attribuer à leur action sédative, associée à l'action modératrice de l'hydrogène sulfuré, l'apaisement et le calme procurés par les inhalations.

Mais à cette phase de sédation d'une durée plus ou moins longue suivant le plus ou moins d'habitude des malades, fait suite, si on prolonge le séjour, une période d'excitation qu'il ne faut jamais provoquer et qui se traduit par de l'énervement, de la douleur de tête, des vertiges et de la gêne respiratoire. Aussi est-il recommandé de débuter par des séances très courtes dans les salles et de n'en augmenter la durée que d'une façon progressive.

On distingue les inhalations froides et les inhalations chaudes.

Inhalations froides

Dans les salles d'inhalations froides, on établit un jet d'eau sulfhydriquée qui vient frapper une vasque concave fixée au plafond ; l'eau brisée se divise et retombe en de nombreux petits filets sur une série d'autres vasques de diamètre croissant et placées les unes au-dessous des autres. Grâce à ce dispositif spécial, qui favorise la multiplication des surfaces d'évaporation, l'eau éparpillée et brassée dégage presque tout son acide sulfhydrique : le fait est démontré par l'analyse de l'eau minérale arrivée à la fin de sa course, qui n'en contient plus qu'une dose minime ; et par l'exposition dans cet atmosphère gazeux d'un papier réactif à l'acétate de plomb : celui-ci noircit immédiatement.

L'inhalation froide, mieux dénommée gazeuse, puisqu'elle ne contient que des gaz naturels sans aucun mélange de vapeur, relève uniquement des eaux sulfhydriquées généralement froides. Leur forte teneur en hydrogène sulfuré à l'état libre qu'elles laissent facilement exhaler, les désigne tout particulièrement pour ce mode de procédé thérapeutique qui n'est possible qu'avec elles. Par suite de leur grande activité, il est prescrit d'interrompre, toutes les dix ou quinze minutes, les séances d'inhalations et de les fractionner par des sorties de cinq minutes à l'air extérieur.

Inhalations chaudes

Dans l'inhalation chaude, c'est un courant de vapeur d'eau sulfurée à 100°, qui, chauffant l'eau sulfhydriquée

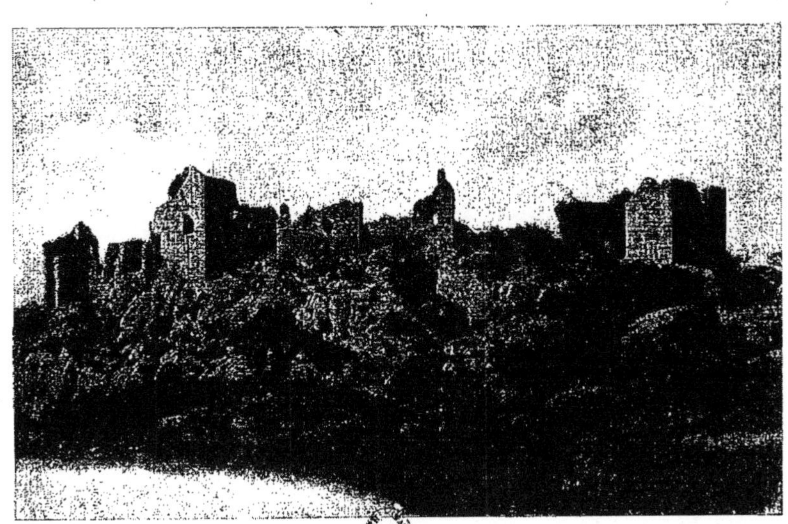

ENVIRONS DE LA STATION HYDROMINÉRALE DES FUMADES. — LES RUINES D'ALLEGRE

sans cesse renouvelée dans un réservoir situé au ras du plancher, provoque le dégagement de l'hydrogène sulfuré. On doit graduer le débit de la vapeur de façon que la température de la salle ne dépasse pas 27° ou 30°. D'ailleurs, des gradins disposés à diverses hauteurs du sol permettent de choisir le degré calorique qui convient le mieux à l'état du malade. Celui-ci, après s'être dévêtu dans un déshabilloir-vestiaire pourvu d'un appareil de chauffage entretenant une température égale, s'enveloppe d'un peignoir et pénètre dans la salle où, pendant toute la durée de la séance il prend un bain de pied à titre de décongestif. Le séjour dans l'inhalation varie de 15 à 50 minutes. L'inhalation peut représenter toute la médication ; mais dans certains cas morbides on la fait suivre d'une grande douche chaude qui provoque une révulsion générale ou d'une douche thoracique produisant une révulsion locale.

A la sortie, il y a intérêt pour le baigneur à garder le lit pendant une heure environ, dans le but de continuer et de prolonger les effets de sudation obtenus par l'inhalation. En plus de l'action locale sur l'arbre respiratoire, les inhalations chaudes, véritables étuves humides, exercent une action générale sur tout l'organisme par la dérivation qu'elles déterminent à la peau. C'est à cause des sueurs profuses provoquées chez certains sujets que l'on en interdit l'emploi aux personnes affaiblies et qu'on ne les conseille que fort rarement aux bacillaires et aux enfants. A cette catégorie de malades convient plutôt le humage.

Indications

On ne saurait appliquer indifféremment les inhalations chaudes et les inhalations froides. Leurs indications bien distinctes découlent de leur composition physique et de leurs effets physiologiques. C'est l'abondance ou l'absence d'expectoration qui doit servir de guide dans le choix de l'inhalation sulfhydriquée.

Dans l'inhalation chaude, à température plus ou moins élevée, l'air se trouve chargé d'hydrogène sulfuré mélangé à de la vapeur d'eau qui forme une atmosphère humide et nuageuse, vraie buée ou brouillard ; sa minéralisation est moins riche en acide sulfhydrique, car une partie de ce gaz dissous par la condensation de la vapeur est perdue pour la respiration. L'inhalation chaude a donc une action moins puissante que la froide ; mais par contre, elle est mieux tolérée et sert à habituer les arrivants à l'hydrogène sulfuré et à les préparer à l'inhalation froide plus énergique. Elle est émolliente, sédative, adoucissante.

Sont justiciables de ces effets calmants, les états spasmodiques (*Asthme nerveux*), les bronchites sèches à sécrétions rares et difficiles à expulser, compliquées ou non d'emphysème pulmonaire ou de poussées asthmiformes. Elles donnent des résultats non moins favorables dans le cas de toux pénible, sèche, en diminuant l'excitabilité des réflexes tussigènes ; dans les laryngites, pharyngites, trachéites, avec vive irritation dont elle fait disparaître le chatouillement et le picotement désagréables ; dans les états subaigus, en d'autres termes, dans les maladies qui présentent un certain degré d'acuité. Elles sont contre-indiquées chez les pléthoriques.

Dans l'inhalation froide, l'air conserve sa même température et ne contient que des gaz s'échappant de l'eau minérale, sans aucune émanation de vapeur. Elle réduit, tarit les sécrétions catarrhales et s'adresse surtout à l'expectoration abondante (*Bronchite humide, bronchorrée, bronchectasie*).

Pour tout résumer en un mot : l'inhalation chaude est émolliente et convient aux bronchites sèches ; l'inhalation froide est asséchante et s'applique aux bronchites humides.

Les eaux sulfhydriquées des Fumades réalisent les conditions les plus favorables à l'emploi des inhalations. Elles sont en effet les plus riches en hydrogène sulfuré libre de toutes les eaux similaires françaises. Parmi ces onze sources d'une sulfuration graduellement progressive, la source Julia, qui occupe le plus haut degré de son échelle de minéralisation, contient 59 milligrammes d'hydrogène sulfuré par kilogramme d'eau. Aussi, les inhalations représentent-elles un facteur important de la cure hydro-minérale des Fumades. Elles détiennent en outre de l'azote et de l'acide carbonique, agents sédatifs, qui s'évaporent en même temps que l'acide sulfhydrique. Renfermant une grande quantité de bitume (goudron minéral) elles trouvent dans la présence de ce composé organique un adjuvant précieux pour le traitement des affections des voies respiratoires ; celui-ci agit activement sur l'irritation secrétoire.

Humage

Le humage est l'aspiration directe, au moyen d'un tube muni d'un embout évasé, de vapeurs d'eau minérale qui

arrivent ainsi aux dernières ramifications de l'arbre respiratoire. Par suite d'un mécanisme particulier, on règle
le volume et la température de la vapeur. Certains médecins préfèrent le humage à l'inhalation en ce sens qu'il
n'expose pas à la contagion et qu'il diminue les chances
de refroidissement à la sortie des salles, rendu possible
par la transpiration provoquée par les inhalations ; et
enfin, parce qu'il permet de doser le degré de la vapeur
thermo-minérale. Certains malades s'accommoderaient
mal d'une température trop basse ou trop élevée.

La supériorité d'un procédé sur l'autre n'est pas
démontrée ; ils gardent chacun leur valeur et leurs avantages respectifs.

Douches

La douche est un procédé hydrologique qui, en des
mains expérimentées, produit les effets les plus divers.
En faisant varier la température de l'eau et sa durée
d'application, elle remplit de nombreuses indications ;
suivant la forme du jet, elles sont dites en lance, en jet
brisé, en pluie, en arrosoir, en colonne et en cercle.
Froides, chaudes, écossaises ou alternatives les douches
hydro-minérales sont générales ou locales. Les douches
les plus usitées aux Fumades, en raison de la nature des
affections que l'on y traite, sont la douche écossaise et la
douche chaude. Cette dernière s'applique aux personnes
à réaction nulle ou difficile : elle est excitante. Par la
révulsion et la dérivation qu'elle sollicite à la peau elle
convient aux arthritiques, aux phlegmasies des bronches,
aux rhumatisants. Cette stimulation s'exerçant sur la
circulation générale et l'innervation, développe les

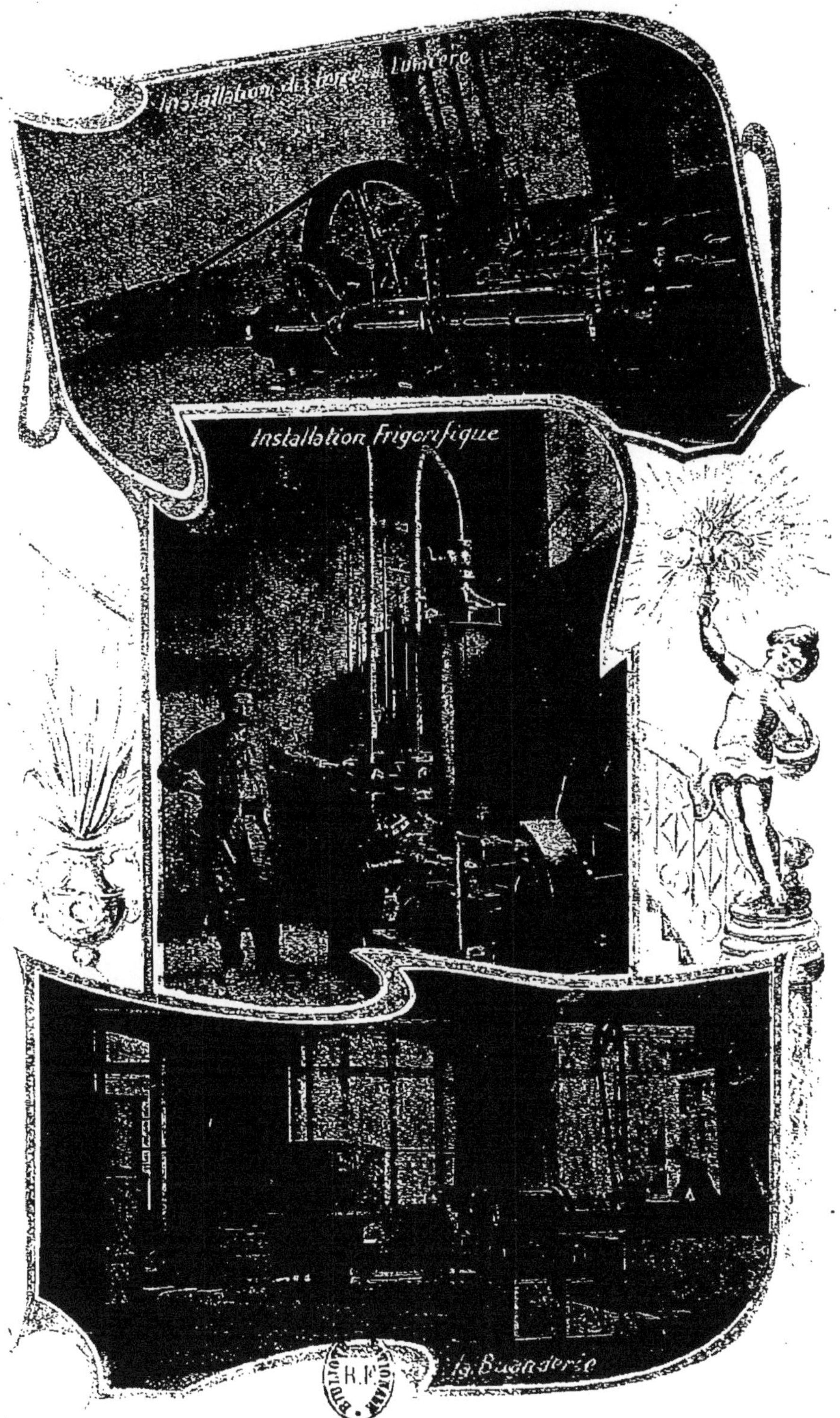

Installation de force — Lumière
Installation Frigorifique
la Buanderie

échanges nutritifs, favorise par l'intermédiaire de nerfs vasomoteurs la décongestion des organes thoraciques ou abdominaux et opère des modifications profondes. Elles rendent de grands services dans le prurigo arthritique *sine materia*.

La douche écossaise est toni-sédative. Elle convient aux lymphatiques, aux anémiques : elle est fortement con-seillée aux bronchitiques s'enrhumant facilement, dont il faut modifier la susceptibilité cutanée et l'impressionnabi-lité aux influences atmosphériques.

On pratique aussi, aux Fumades, la douche-massage qui transforme profondément la nutrition, fait baisser la tension artérielle et, par ses effets mécaniques, accroît l'absorption interstitielle et active la circulation de la lymphe. Elle améliore les états diathésiques tels que l'arthritisme.

Des bains de siège à eau courante à épingles avec douches vaginales, rectales, périnéales, lombaires, dor-sales et hypogastriques complètent l'arsenal hydrothéra-pique. L'installation du pavillon des douches est en har-monie avec la technique actuelle.

Bains de vapeur

On se sert de caisses en bois dans lesquelles le malade est assis, la tête émergeant au dehors, à travers un ori-fice circulaire pratiqué à la paroi supérieure. Ou bien ce sont des salles pourvues de gradins disposés en amphi-théâtre où l'on fait pénétrer la vapeur d'eau minérale dont on règle l'arrivée de façon à obtenir une tempé-rature de 45°. Eu égard à la répartition de la vapeur qui s'élève toujours, le degré de chaleur varie selon la posi tion du sujet sur les gradins. La durée du bain ne doit pas excéder 10 à 12 minutes. A la sortie, on administre souvent une douche froide très courte ou l'on fait un massage à sec de 10 minutes. Ce procédé balnéothérapique provoque une abondante sudation qui persiste longtemps et entraîne l'élimination de produits excrémentiels : ce qui recommande cette pratique dans les maladies par ralentissement de la nutrition. Ses puissants effets de dérivation représentent son mode d'action curatif.

En raison de la grande soustraction de liquide entraînant une déplétion générale, les circulations locales deviennent plus régulières, les stases des organes internes s'effacent.

Le rhumatisme ancien, fixe, les névralgies telles que la sciatique se trouvent bien de leur emploi. On doit en défendre l'usage aux personnes âgées, affaiblies, ou atteintes de cardiopathie.

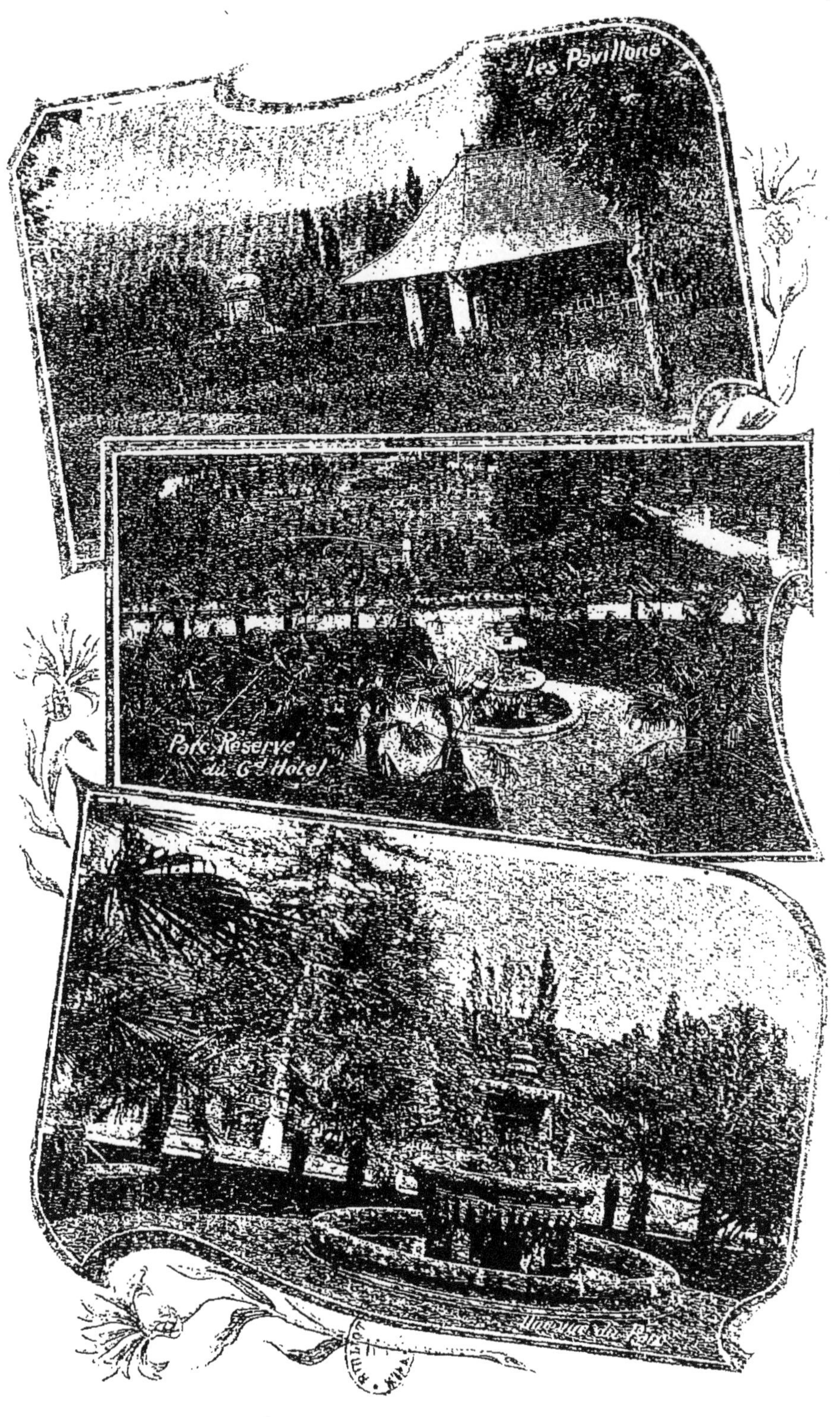
Les Pavillons
Parc Réservé
du G.d Hôtel
Avenue du Parc

TROISIÈME PARTIE

Ayant décrit les diverses et nombreuses ressources balnéothérapiques de la station des Fumades, nous allons en faire l'application aux états morbides variés qui sont du ressort de la médication sulfhydrique, c'est-à-dire exposer leur utilisation thérapeutique.

Scrofulo-Lymphatisme

Le Scrofulo-Lymphatisme se caractérise par le ralentissement de la nutrition, l'alanguissement de la circulation lymphatique, la passivité des appareils organiques et l'assoupissement de leurs fonctions, la flaccidité et l'atonie des tissus, et enfin « par la disposition spéciale qu'a le système lymphatique à s'infecter et à réagir à l'infection par l'hypertrophie ». (Nobécourt.)

Il dérive fréquemment de l'hérédo-tuberculose et de l'hérédo-syphilis ou est engendré par l'inobservation de l'hygiène, le défaut de quantité et la mauvaise qualité d'une alimentation mal ordonnée qui l'entretiennent et l'aggravent en créant la misère physiologique.

Il détermine des manifestations soit en surface, soit en profondeur ; la peau, les muqueuses, les ganglions à engorgement facile et à résolution lente et rebelle, les organes lymphoïdes à tendance à l'hypertrophie, les os et les articulations peuvent être successivement ou alternativement atteints par la diathèse.

Un tel état de torpidité avec réactions lentes exige une eau dont les puissants effets stimulants accélèrent et transforment la nutrition déviée ; et c'est là, le triomphe de la cure marine. Mais ici, il faut établir une distinction entre les lympathiques gras, aux chairs molles, au visage blème avec nez tuméfié et grosses lèvres (*facies adénoïdiens*), et les lymphatiques maigres et irritables, en d'autres termes entre les torpides et les nerveux. Ces derniers ne sauraient tolérer la mer qui, par la trop forte excitation qu'elle leur imprime, les agite, trouble leur appétit et leur sommeil ; ils retirent au contraire le plus grand profit des eaux des Fumades qui les stimulent sans les exciter : leur organisme se remonte sans aucun ébranlement, par une action doucement insinuante. A ceux-ci, il faut joindre tous les scrofuleux porteurs de localisations cutanées et muqueuses (*Eczéma, blépharite, otites suppurées, angines, bronchites à répétition*) qui sont des contre-indications de l'eau de mer. Dans ce cas, il faut donner la préférence aux eaux dont l'action s'exerce spécialement sur la peau et les muqueuses, et ce sont les sulfureuses qui remplissent le mieux ces conditions. Ce n'est pas à dire que ces eaux ne soient favorables aux scrofuleux atoniques : elles produisent, au même titre, les mêmes effets accélérateurs et reconstituants, en réformant leur tempérament et en activant le processus nutritif paresseux.

Quand la diathèse scrofuleuse se localise sur les os et

donne naissance à des ostéites, des tumeurs blanches avec ou sans trajets fistuleux et décollements, ces lésions, une fois l'acuité disparue, sont aussi tributaires des eaux des Fumades qui les modifient profondément. Le docteur Perrier a relaté, dans plusieurs observations publiées par le *Lyon Médical* (9 juillet 1893), les heureux résultats obtenus chez les malades atteints de tuberculose osseuse par le traitement hydro-minéral de la Station. La chaux s'y trouvant en grande quantité sous forme de sulfate, ajoute son appoint aux bons effets de l'hydrogène sulfuré. Pour ce motif, la source Thérèse très chargée de ce sel (1 gr. 958) doit être conseillée dans ce cas particulier. Dans cet état pathologique, l'eau est administrée en boisson, en bains et en douches (*douches écossaises*). Ces pratiques variées concourent au même but. On prescrira des bains tièdes et de courte durée. Opérant sur une grande surface, l'eau sulfhydriquée se trouve en rapport avec les nombreuses ramifications cutanées, nerveuses et capillaires, et fait naître une stimulation qui se répercute sur tous les organes dont les fonctions physiologiques s'améliorent. Il y a rappel de vitalité, métamorphose intime des éléments histologiques, réveil des réactions insuffisantes ou troublées.

Mais le bain ne s'attaque pas seulement à la diathèse par ses effets généraux, il en répare les désordres en agissant topiquement sur ses diverses manifestations ou localisations. Agent de résolution, il pousse à la rétrocession des engorgements ganglionnaires ; agent de décongestion et de dérivation, il amende et guérit les lésions osseuses et articulaires ; agent de cicatrisation et d'antisepsie, il tarit les suppurations des diverses scrofulides cutanées.

Arthritisme

Cet état constitutionnel est le résultat d'une nutrition retardante et pervertie. L'hérédité souvent chargée, accumulée le procure ; et le genre de vie accuse et développe ce tempérament morbide, soit par une alimentation trop riche, soit par un surmenage cérébral ou un manque d'exercice.

L'arthritique, qui présente fréquemment une exagération des réactions nerveuses (Neuro-Arthritisme) et lutte contre l'infection par son tissu conjonctif, utilise incomplètement les substances azotées (goutteux), et les substances hydro-carbonées (diabétiques, obèses).

Les échanges cellulaires sont ralentis et faussés, le jeu des émonctoires est défectueux : il s'ensuit une élaboration imparfaite, une insuffisance d'élimination qui produisent de l'auto-intoxication et des transformations chimiques dans la composition des humeurs et des tissus. Ces causes réunies amoindrissent les défenses et résistances de l'organisme, favorisent à leur tour de nouvelles infections. Il est naturel de penser que cette diathèse se réclame des eaux sulfureuses puisque le soufre accroît la vitalité des éléments anatomiques. S'il est vrai que la diathèse arthritique soit parfois fonction d'infections (Guyot et Chatin de Lyon) ou d'intoxications venues du dehors ; et si l'on admet d'autre part les théories séduisantes de M. Rey Pailhade, l'acide sulfhydrique rencontrant le philothion qui le décompose en eau et en soufre, agirait par le soufre naissant en neutralisant les poisons et désintoxiquerait l'économie ; il annihilerait par le même mécanisme les toxines élaborées par nos tissus à l'état normal, étant donné que « les corps sulfo-conjugués sont peu toxiques. »

Toujours est-il que sous l'influence de l'excitation du système nerveux qui régit les fonctions de la vie cellulaire, les actes nutritifs sont accélérés, les mutations interstitielles activées, les déchets organiques plus vite éliminés.

Dans les diverses déterminations muqueuses de l'arthritisme (*bronchite*, *coryza*, *angine*) ou cutanées, *eczéma*, *prurigo*, etc. les eaux sulfureuses s'imposent et donnent d'excellents résultats. La source *Zoé*, éliminatrice et anti-uricémique, est la source de choix. L'action de l'usage interne de l'eau vient se doubler de l'effet des bains chauds prolongés ou des douches suivies de massage, qui complètent et parfont le traitement. En réalité, les bains hyperthermiques développent une suractivité dans tous les échanges, et leur qualité de sulfureux leur confère la propriété d'augmenter l'excrétion de l'urée et de l'acide urique. La forte impression communiquée par ces pratiques balnéaires aux expansions nerveuses périphériques se transmet à la moelle qui reçoit l'excitation, et va, par voie centrifuge, modifier le fonctionnement troublé des cellules dont il entrave les élaborations pathologiques, en suractivant les combustions intra-organiques, facilitant les sécrétions et les excrétions glandulaires et restaurant d'une façon régulière les mouvements d'assimilation et d'élimination. C'est le rétablissement complet de l'équilibre des actes de la nutrition.

Maladies du nez

L'inflammation chronique des fosses nasales affecte trois formes différentes : *Rhinite chronique simple, Coryza chronique, Rhinite hyperthrophique, Rhinite atrophique ou ozène.* Fréquentes dans l'enfance, elles trouvent un terrain favorable à leur développement chez les scrofuleux et les arthritiques.

La rhinite chronique simple, entretenue par une infection tenace, prédispose aux poussées aiguës avec éternuements ; elle se reconnaît à une légère tuméfaction diffuse de la muqueuse qui est rouge et à l'abondance des secrétions muco-purulentes.

Des causes diverses font apparaître la rhinite hypertrophique, qui sont les suivantes : Coryza chronique ; déviation de la cloison ; inhalations fréquentes de matières ou de gaz irritants (*priseurs de tabac, cardeurs, tailleurs de pierres, ouvriers d'usine de phosphore, de chromate, etc.*) gêne circulatoire de la pituitaire provoquée par des végétations adénoïdes, des lésions pharyngiennes qui entraînent une stase veineuse mécanique ; lésions d'organes éloignés ou troubles de fonctions (*Affections génitales ou troubles dyspeptiques* qui par leur retentissement à distance, déterminent une hypérémie continue de la muqueuse nasale. Dans cette variété, la muqueuse d'un rouge vif ou quelquefois d'un aspect grisâtre prend un développement exagéré, diffus ou circonscrit au cornet inférieur ; subissant des modifications histologiques (*hyperplasie*) elle présente un fort épaississement se faisant remarquer à la cloison sous forme de replis ou d'éperons ; les cornets s'hypertrophient. Si l'hypertrophie est généralisée, il y a obstruction des cavités et insuffisance nasale ; la respiration du nez étant supprimée, le malade est contraint à respirer la bouche constamment ouverte : il inspire donc un air froid et sec : d'où, à la longue, production d'angines et de bronchites. On sait que la membrane pituitaire, organe de défense, est chargée de réchauffer, d'humecter l'air et de retenir au passage les poussières polluées et les microbes pathogènes. Du reste, l'inflammation, à part qu'elle produit souvent une altération de la voix (*voix nasonnée*), a des chances de se transmettre au pharynx et consécutivement à la trompe d'Eustache et de provoquer ainsi des troubles de l'audition. Elle peut enfin être le point de départ, par action réflexe, de perturbations éloignées (*Accès d'asthme, migraines*).

Au contraire de la précédente, la rhinite atrophique ou ozène, a une muqueuse pâle, mince et sèche, avec croûtes verdâtres, adhérentes, disséminées ; par suite de l'atrophie et de la presque disparition des cornets, la fosse nasale est très agrandie et permet d'apercevoir le fond du pharynx ; mais le symptôme dominant et caractéristique est l'odeur fétide, *sui generis*.

Par son action décongestive et désinfectante, l'eau employée en irrigations nasales, incite le retrait de la muqueuse, assèche les secrétions et en atténue la fétidité ; par son action antiputrescible, elle nettoie, purifie et cicatrise les excoriations et les ulcérations. En un mot, la vitalité de la muqueuse pituitaire se trouve puissamment transformée.

L'eau en boisson (*Source Pierre* et *Source Romaine*) vient compléter la médication locale par ses effets généraux, par la stimulation et les salutaires modifications qu'elle imprime aux principales fonctions de l'économie.

Pharyngite chronique

Les muqueuses qui offrent une si grande analogie avec la peau, sont susceptibles, comme cette dernière, de présenter les manifestations d'un état constitutionnel : la preuve en est dans l'alternance que l'on observe dans certaines expressions morbides, une bronchite ou une angine faisant suite à la suppression d'une éruption cutanée et *vice versa*. Les pharyngites sont souvent des localisations de diathèse (*lymphatisme et plus fréquemment arthritisme*) Cependant les lésions chroniques pharyngées peuvent aussi bien, en dehors de tout retentissement diathésique, être la suite d'inflammations aiguës répétées, de la propagation de rhinites, ou être occasionnées par l'abus de la parole, l'usage exagéré de substances irritantes (*Rougeur uniforme et étendue du tabagique ; dilatations variqueuses et granulations de l'alcoolique*).

En raison de la continuité des muqueuses aériennes, de la ressemblance de leur structure, de leurs connexions lymphatiques et sanguines, le processus phlegmasique du pharynx a une tendance à s'étendre et à se propager en haut vers les fosses nasales (*rhino-pharyngite*) ou à descendre au larynx, à la trachée et même aux bronches.

La région du rhino-pharynx possède une couche de tissu lymphoïde, adénoïde, tapissant l'orifice supérieur de l'appareil respiratoire et digestif. Sous le coup du lymphatisme, l'inflammation transforme ce tissu en une masse molle, végétante qui, formant des tumeurs, est

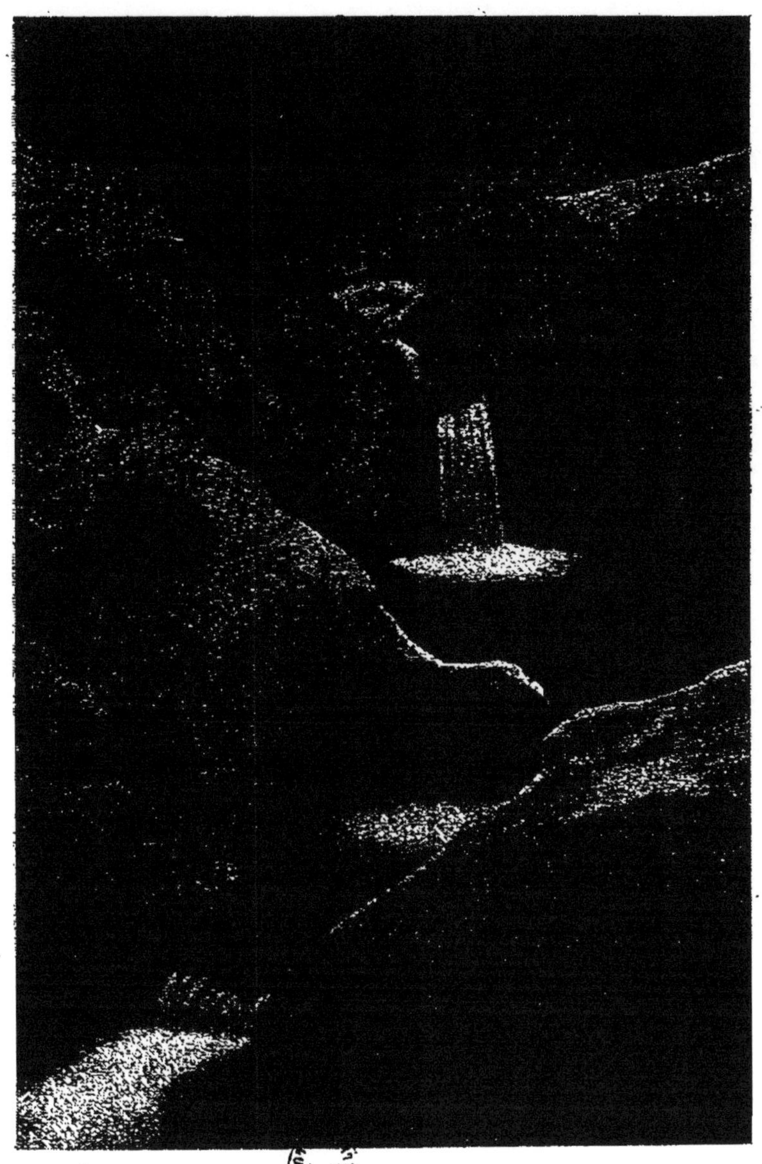

ENVIRONS DE LA STATION HYDROMINÉRALE DES FUMADES
LE RAVIN DES AYGUIÈRES

capable d'obstruer le cavum, de refouler en bas le voile du palais et d'oblitérer l'ouverture de la trompe d'Eustache, cause de surdité. Il devient ainsi un milieu de culture favorable pour beaucoup de microbes et la source d'une toxi-infection diminuant d'autant la force de résistance du sujet. De même, les amygdales acquièrent chez les scrofuleux un volume considérable, les prédisposant aux inflammations aiguës. Quand elles atteignent de grandes dimensions, la respiration se trouve gênée et des déformations du thorax se montrent, qui nuisent à la croissance de l'enfant.

Si le développement des végétations adénoïdes n'est pas trop saillant, s'il est étalé, en nappe, ou si le gonflement des tonsilles n'est pas accentué au point de nécessiter l'ablation, la médication sulfureuse conviendra à merveille. On constate fréquemment la résolution rapide et l'atrophie des végétations adénoïdes et une régression appréciable de l'amygdale qui devient moins apte aux poussées aiguës. Si, au contraire, une intervention chirurgicale s'impose, l'eau remonte et tonifie l'économie entière, décongestionne et aseptise le champ opératoire ; et l'excision faite, empêche toute rechute ou récidive.

La physionomie de la muqueuse a des aspects différents suivant ses variétés morbides. On divise l'inflammation chronique du pharynx en : *1. Pharyngite catarrhale chronique, congestive ;* la muqueuse est rouge, congestionnée, et parfois comme suffusée de sang, mais sans traces de granulations ; *2. Pharyngite granuleuse,* caractérisée par l'hypertrophie des glandes acineuses qui ont la forme de granulations co-existant souvent avec des dilatations variqueuses ; *3. Pharyngite hypertrophique,* variété peu commune, reconnaissable à l'épaississement de la muqueuse ; *4. Pharyngite atrophique* où l'on trouve une muqueuse sèche, pâle, luisante, enduite quelquefois de concrétions croûteuses, d'un vert noirâtre, exhalant une odeur infecte.

Le malade a la gorge sèche ; il éprouve de la gêne, du châtouillement et parfois de la douleur en déglutissant ; il renâcle souvent.

Le traitement consiste dans l'emploi de gargarismes, de douches pharyngées, de pulvérisations auxquels on adjoint, d'après les indications, des irrigations nasales. Ces divers moyens produisent une action résolutive et substitutive sur l'irritation de la muqueuse.

Laryngite chronique

Le larynx est à son tour le siège de lésions qui se relient fréquemment à l'arthritisme et à la scrofule, ou résultent aussi d'un surmenage vocal, professionnel (*orateurs, avocats, professeurs, chanteurs*) ou enfin de causes purement inflammatoires. La nature variable des altérations en a fait adopter plusieurs formes : *Laryngite catarrhale, laryngite hyperthrophique, laryngite atrophique.*

L'examen laryngoscopique décèle une rougeur avec varicosités souvent généralisée à toute la muqueuse, d'autres fois localisée à certains points, spécialement à la région inter-aryténoïdienne. Les cordes vocales n'ont plus leur éclat, ni leur blancheur : elles sont rosées, cylindriques et présentent des irrégularités sur leur bord. Congestionnée et épaisse dans la forme hypertrophique, la muqueuse est desséchée et amincie dans la forme atrophique.

Le gonflement de la muqueuse et l'épaississement des

cordes vocales font éprouver à ces dernières une certaine difficulté à s'accoler d'une façon complète : ce défaut de rapprochement entraîne des troubles de la phonation qui se révèlent par une altération de la voix, devenue enrouée et voilée, et peuvent dégénérer en aphonie totale.

Gargarismes et pulvérisations représentent comme pour les angines la médication locale et principale. Grâces à l'extrême division de l'eau qui se résout en pluie très fine, la pulvérisation fait pénétrer l'eau minéralisée dans le larynx où elle va se déposer dans tous les culs-de-sac, les sinus, les cryptes, lieux de pullulation des microbes. L'état congestif de la muqueuse se dissipe, les granulations se flétrissent et s'affaissent, les cordes vocales assouplies recouvrent leur libres mouvements, et la douleur, quand elle existe, cesse ou diminue. Si les lésions ne sont pas trop anciennes ou si la cause qui les avait fait naître est supprimée, l'organe reprend sa vitalité primitive : il y a *restitutio ad integrum*. Dans tous les cas, la muqueuse est améliorée et les troubles fonctionnels, la sensation pénible de picotement, d'élancement sont modérés, allégés et deviennent supportables. Quelques rares malades accusent au début une recrudescence : mais elle est bénigne et de courte durée. La tolérance des eaux des Fumades est telle que leur emploi dans les laryngites tuberculeuses ne donne lieu à aucune irritation fâcheuse. A l'opposé des eaux sulfureuses sodiques chaudes qui, par leur excitation trop vive, peuvent donner un coup de fouet à la lésion et exaspérer les douleurs, les eaux sulfhydriquées ont une action favorable sur l'inflammation péri-tuberculeuse, apportent un soulagement à la souffrance, à la dysphagie et quelquefois même provoquent un retour momentané de la voix. Il ne s'agit, il faut l'avouer, que de l'amélioration passagère d'une affection réfractaire jusqu'à ce jour à tous les moyens thérapeutiques : il ne saurait être question d'une guérison véritable.

Dans les cas peu fréquents où, par suite d'une muqueuse hyperesthésiée, trop irritable et facile à la congestion, les pulvérisations seraient mal supportées, il y aurait lieu de les remplacer par les gargarismes, et au besoin même de n'utiliser que l'eau en boisson mieux tolérée dans la circonstance ; qui, par son action élective sur la muqueuse laryngée la modifie sans produire d'excitation violente ou exagérée.

Bronchite chronique

De toutes les affections de l'arbre aérien, celle qui est justiciable au plus haut degré, de l'eau des Fumades dont l'efficacité, en l'espèce, ne saurait être contestée, est sans contredit la bronchite chronique ; et particulièrement la bronchite des scrofulo-lymphatiques, qui attire l'attention par un état humide et gras de la poitrine, par des râles à grosses bulles répandus çà et là, et par des mucosités aussi épaisses que copieuses. On observe dans cette dernière, les meilleurs effets de sa minéralisation, aussi frappants par la sûreté que par la rapidité d'action.

La bronchite chronique se développe généralement sur un fond diathésique (*arthritisme, lymphatisme*) ; consécutive parfois à des causes d'irritation, sans prédisposition constitutionnelle, (*froid humide, inhalation de poussières et de gaz irritants*) elle est souvent aussi la conséquence de lésions aiguës ou chroniques de l'appareil

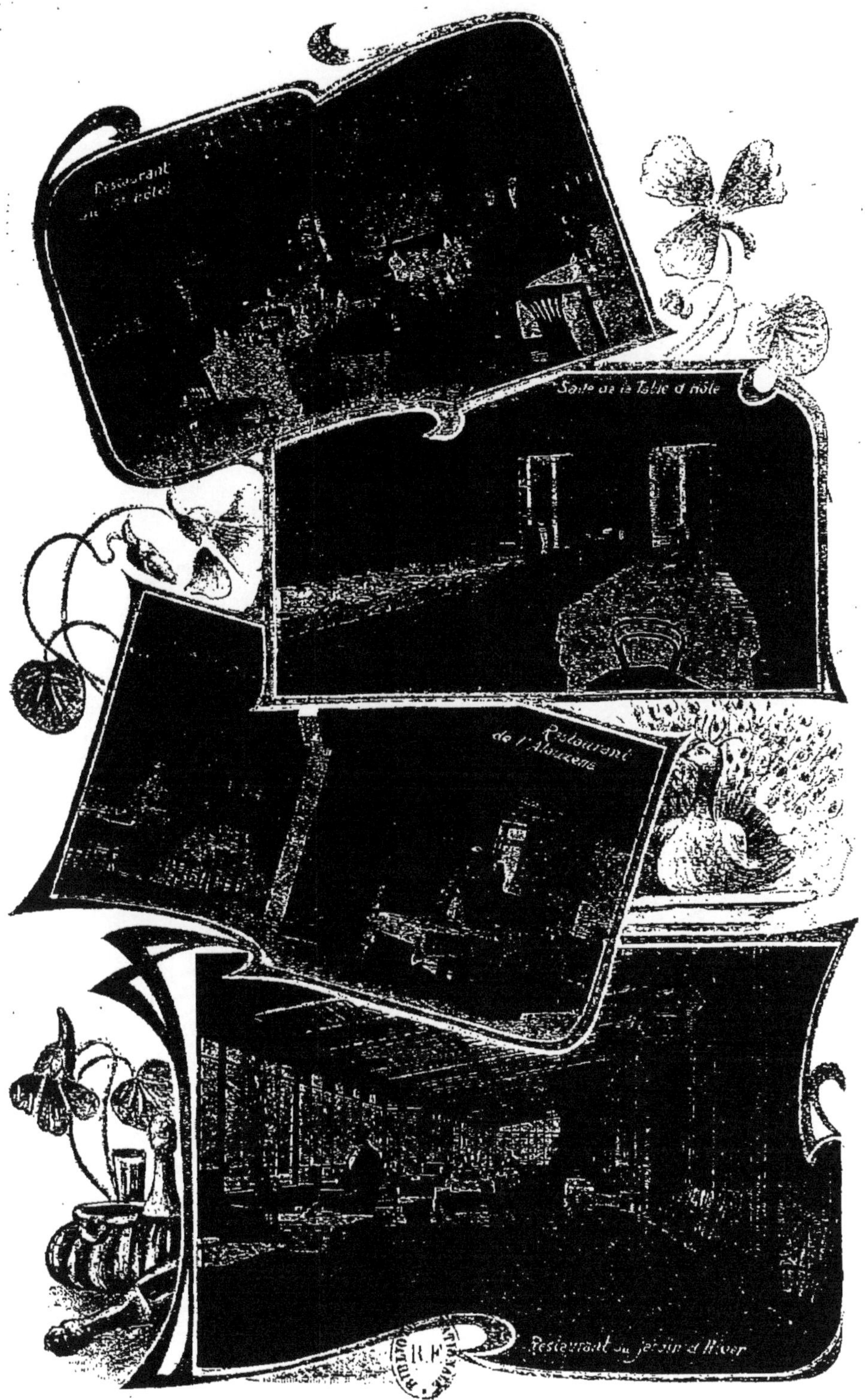

Restaurant de l'hôtel
Salle de la Table d'hôte
Restaurant de l'Abbazia
Restaurant du jardin d'Hiver

respiratoire (*répétition de bronchites aiguës, rhino-pha ryngites, végétations adénoïdes, tuberculose, emphysème*). C'est l'expectoration qui par ses caractères divers, en a fait distinguer les différentes variétés : (*bronchite humide*, ayant comme signe particulier, soit des sécrétions verdâtres ou jaunâtres muco-purulentes *(catarrhe muqueux)*, soit un liquide gluant, filant, analogue au blanc d'œuf (*Bronchorrée*). Elle se complique dans certains cas de dilatation des bronches ; *bronchite sèche*, se signalant par une expectoration rare et difficile, composée souvent de crachats perlés et consistants comme l'empois (*catarrhe de Laennec*).

La note dominante des eaux sulfureuses dans l'inflammation des bronches est leur action asséchante : leur indication principale est l'élément *catarrhal*. Comme procédé direct, on se sert de l'inhalation et de la boisson : l'une opère de dehors en dedans ; l'autre de dedans en dehors. Nous avons vu que l'inhalation froide est employée dans les formes humides et que l'inhalation chaude est réservée aux formes sèches et irritables. Nous avons fait ressortir également l'impression de soulagement ressenti dans ce milieu humide, chaud et par conséquent sédatif, par le malade atteint d'asthme ou d'emphysème : toute angoisse disparaît ; la respiration se fait plus aisée, plus large et plus profonde.

Sous l'influence de l'eau sulfhydriquée, il se produit une irritation substitutive qui transforme le mode de vitalité du tissu pulmonaire : elle se manifeste par la disparition de l'hypérémie, un meilleur fonctionnement glandulaire et la diminution des sécrétions « *les sulfureux agissent à la façon des cautérisations sur les plaies atones. Ils forcent les vaisseaux de la muqueuse bronchique par*

*courant un tissu conjonctif modifié par l'œdème chronique,
à abandonner leur mode de circulation torpide, à caractère
veineux dominant, pour un régime de pleine et entière
circulation* (RENAUT) ». La toux qui, au début, peut s'exaspérer et devenir plus sèche et plus pénible à cause de
l'irritation volontairement provoquée, s'apaise bientôt :
tandis que l'expectoration qui augmente un peu tout
d'abord, ne tarde pas à décroître d'une façon progressive :
les crachats consistants, verts ou jaunâtres, rendus séreux,
fluides se décolorent ; et plus aérés, se détachent avec
facilité jusqu'au moment où ils cessent complètement.

Cédant à la stimulation communiquée à la circulation
du réseau capillaire du poumon, les dépôts plastiques,
les exsudats, désorganisés, ramollis sont résorbés et
éliminés ; et, indice d'une activité rénovatrice interne, on
arrive à percevoir des râles fins dans des régions depuis
longtemps obstruées et imperméables. Cette action résolutive rend compte des heureux résultats acquis dans les
reliquats de pleurésie ancienne, dans les séquelles ou
résidus de pneumonie ou bronchite grippale, à caractère
infectieux et à résolution traînante.

Malgré ce, la réaction suscitée par les eaux des Fumades
n'est jamais excessive et de nature à dépasser le but :
elles ne déterminent qu'une excitation douce, modérée.
aussi bien tolérée dans les Bronchites des Arthritiques
irritables, portés aux congestions que dans les Bronchites
torpides des lymphatiques. C'est le propre des eaux sulfhydriquées de se recommander par la douceur de leur mode
d'action. Pas de poussées congestives, pas d'hémoptysies
à redouter. On remarque la même tolérance chez les
bacillaires.

L'acide sulfhydrique est antiseptique, bactéricide et doit

de ce fait gêner, combattre et chasser les infections microbiennes ; d'après les observations et les expérimentations de certains auteurs, il détruirait le bacille de Koch. Comme par ailleurs, M. Garrigou déclare que l'hydrogène sulfuré s'exhale en partie à la surface du poumon à l'état d'acide sulfureux naissant, il y aurait production d'un second microbicide dont l'action se combinerait à celle de l'acide sulfhydrique ; l'association de ces deux parasiticides nous donnerait la raison des modifications favorables constatées chez les tuberculeux. Mais cette assertion n'est pas acceptée par tous.

Quoi qu'il en soit, si les eaux sulfureuses n'ont pas un pouvoir germicide bien démontré et ne représentent pas un médicament spécifique de la Bacillose, elles n'en agissent pas moins par leurs propriétés antiphlogistiques et anti-catarrhales sur l'élément phlegmasique péri-tuberculeux. La fluxion qui entoure la granulation se résout, les foyers congestifs rétrocèdent, les nombreux symptômes qui réflètent l'association des lésions (*râles muqueux, craquements*) s'évanouissent et se réduisent à la symptomatologie de la lésion purement tuberculeuse (*respiration rude, dyspnée*). La toux, l'expectoration se modèrent et s'amendent.

En vertu de la complexité et de la nature de sa composition, d'où résulte une intensité moindre dans les phénomènes provoqués, l'eau des Fumades employée avec tact et mesure rend service aux Phtisiques éréthiques. Ces derniers ne supportent que des eaux sulfhydriquées, froides, et répudient les eaux sulfureuses sodiques chaudes qui, par leur réaction trop énergique, peuvent faire naître des congestions intenses, des crachements de sang, de la fièvre ; et, favorisant l'extension du mal, augmenter les désordres qu'elles avaient mission d'enrayer.

Quels sont les bacillaires à qui les sulfhydriquées sont le plus profitables, en leur faisant éprouver le plus grand bien ? Ce sont les tuberculeux apyrétiques, avec état général satisfaisant et bon fonctionnement de l'estomac, dont les lésions très localisées et à marche lente n'ont eu aucun retentissement sur l'organisme, en un mot les tuberculeux torpides. Les chances de guérison sont augmentées et les conditions meilleures si la tuberculose fermée ou ouverte (cavitaires fibreux) est greffée sur un tempérament lymphatique ou arthritique. Dans ces cas éminemment favorables, il est possible d'observer la cicatrisation des lésions et leur transformation fibreuse. Un résultat qui n'est pas douteux, c'est le remontement de l'état général, le réveil de l'appétit, le retour des forces qui se manifestent par une augmentation de poids : le poumon revivifié acquiert une tonicité nouvelle qui le rend moins apte à l'invasion et la culture du bacille.

L'Asthme nerveux, l'emphysème sont aussi heureusement influencés par la cure des Fumades ; mais ce sont surtout les maladies de l'arbre aérien, où prédomine l'*état catarrhal* à qui la médication sulfureuse offre les meilleures ressources thérapeutiques.

A côté de la méthode directe par l'eau ingérée et l'inhalation, peut prendre une bonne place la méthode indirecte par les bains et les douches. Ces divers moyens parachèvent l'action curative en se prêtant un appui réciproque. Les bains chauds déterminent des effets révulsifs sur la peau et par l'impulsion transmise au courant sanguin du tégument dégagent la circulation des viscères : la dilatation des vaisseaux cutanés amène, par une sorte de jeu de bascule, la décongestion et la déplétion des vaisseaux profonds. On saisit facilement l'avantage qu'il y a à provoquer une excitation à la surface cutanée. La dérivation par les bains est douce, s'accomplit avec lenteur, d'une façon prolongée et ne donne naissance à aucune perturbation.

D'autre part, personne n'ignore les rapports qui relient les fonctions de la peau à celles des muqueuses et dont le juste équilibre est nécessaire à une bonne santé. Or, chez beaucoup de malades, la peau est atone, sèche, réagissant mal et capable, par le trouble de ses fonctions, d'entraîner des désordres intérieurs. N'y a-t-il pas lieu d'en modifier la vitalité ? Ce but est atteint par la douche écossaise : eu égard à son action tonique et stimulante, le tégument acquiert plus de résistance et est moins sensible aux influences extérieures. Aussi, le bronchitique dont la susceptibilité de la muqueuse a déjà été tempérée par la médication hydrominérale interne, s'enrhume-t-il moins facilement, d'une façon plus espacée et plus légère. C'est par la peau, plus que par l'air inspiré, que le froid exerce ses méfaits.

Dermatoses

L'acide sulfhydrique a une action élective pour la peau qui est une de ses voies principales d'élimination ; cette propriété justifie son application, très efficace du reste dans les maladies cutanées.

Prise à l'intérieur, l'eau sulfhydriquée-bitumineuse, agit

tout d'abord par l'asepsie relative qu'elle réalise dans l'estomac et par la neutralisation des produits toxiques du tube digestif et de ses annexes. Il est démontré que beaucoup d'éruptions cutanées ont pour cause des intoxications gastro-intestinales d'origine alimentaire. Par la suite, l'hydrogène sulfuré traversant les téguments pour s'exhaler au dehors, provoque par son passage une stimulation de la circulation locale : l'enveloppe cutanée étant mieux irriguée et recevant en conséquence une meilleure nutrition, se trouve modifiée dans sa texture, reprend sa coloration normale, sa souplesse et sa tonicité. Mais c'est surtout le contact de l'eau avec l'épiderme, la balnéation en un mot, qui constitue, en cette occurrence, la médication eutrophique.

Le bain est l'agent spécial de la cure dans les Dermatoses.

La température de l'eau doit fixer l'attention et n'être, ni trop élevée ni trop basse, car on aurait à redouter, dans le premier cas, un mouvement fluxionnaire exagéré pouvant occasionner de l'énervement, des picotements, du prurit, et dans le second cas, une réaction susceptible d'augmenter l'état inflammatoire des régions malades. Pour éviter ces inconvénients défavorables à la guérison, on ordonnera les bains tièdes.

Grâce à l'action topique de la balnéation, on assiste à la résolution et à la résorption des productions pathologiques cutanées, à la destruction des formations cornées morbides ; et par une prolifération cellulaire plus active, on voit l'épiderme se reconstituer et reprendre son aspect habituel.

Les eaux des Fumades communiquent à la peau une impression douce et agréable ; elles n'irritent pas et sont

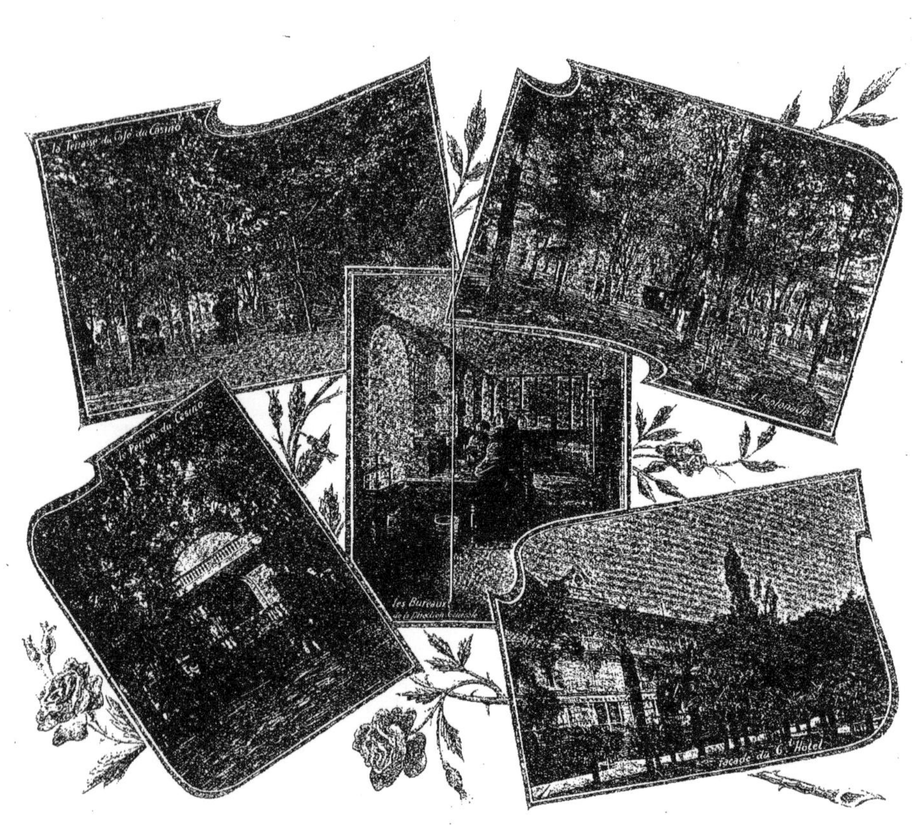
la Terrasse du Café du Casino
L'Esplanade
le Perron du Casino
les Bureaux de la Direction Générale
façade du G.l Hôtel

tolérées par de gros nerveux incapables de supporter la vive excitation des sulfurées sodiques fortes. Elles ne provoquent qu'une légère poussée momentanée, discrète, justement suffisante à l'effet thérapeutique.

Nous ne saurions passer sous silence le bitume qui, par son application locale concourt à la guérison des dermatoses. Le goudron et le soufre sont depuis longtemps en usage dans le traitement des maladies de la peau. Nous signalerons aussi la présence du sulfate de chaux qui revendique à son actif une certaine part dans la cure. Les eaux renfermant du sulfate de chaux possèdent des propriétés calmantes et sédatives.

Les maladies cutanées sont souvent la dépendance d'un état constitutionnel : il y a donc lieu de traiter l'élément diathésique dont la dermatose n'est que l'expression. Toutefois, la médication générale doit céder le pas à la médication locale qui, dans ce cas, présente le plus d'importance.

Or, les eaux sulfhydriquées remplissent cette double indication.

Dans l'application des eaux sulfurées on doit s'enquérir du tempérament du malade, de son degré d'éréthisme nerveux, de la nature et des caractères de la dermatose. Cette dernière est-elle ancienne, sèche ou humide, prurigineuse, irritable ? Ces considérations dictent l'opportunité de la source minérale qui, selon sa forte ou faible minéralisation, produit de l'excitation ou de la sédation, et favorise la rénovation cellulaire par un mécanisme différent. En effet, à haute dose le soufre est exsudatif (*Action Kéralolytique*) ; à faible dose, il est siccatif (*Action Kératoplastique.*

Les formes humides ou sèches relèvent également de la médication sulfureuse.

C'est pour ce motif qu'une station possédant des sources nombreuses et d'activité variée, offre une supériorité marquée et doit être préférée. C'est un des grands avantages des Fumades qui joint au nombre de ses sources une échelle étendue de sulfuration. La graduation croissante de leur minéralisation et leur variété établissent un classement en sources faibles, moyennes et fortes, par conséquent devant convenir à tous les modes torpides ou hyperexcitables. Il devient ainsi facile de soigner toutes les formes de dermatoses irritables ou non irritables, d'adapter la médication hydrominérale à la nature de l'éruption, d'en doser et d'en graduer les effets : la même affection morbide réclamant des sources différentes en rapport avec son degré de susceptibilité. Suivant les conditions de la maladie cutanée, on recherchera soit une action sédative ; soit une action antiphlogistique, légèrement substitutive en évitant une trop forte irritation ; soit enfin une action fortement substitutive et modificatrice. Ces effets ne seront obtenus que par une sulfuration variée.

Aux dermatoses récentes, suintantes avec prurit concomitant, chez les malades excitables, comme les arthritiques sujets à des poussées, sont applicables les eaux douces, faiblement minéralisées. Celles-ci modèrent l'éréthisme général et cutané, et assurent une action sédative et légèrement antiphlogistique. Les dermatoses rebelles et invétérées, sèches, évoluant sur des sujets atones et torpides tels que les scrofuleux ressortissent aux sources fortes qui produisent des effets substitutifs. Il est évidemment utile de provoquer une stimulation énergique dans le but de réveiller et modifier la vitalité pervertie du tégument.

S'agit-il de malades moins impressionnables, dont l'éruption demande une action légèrement modificatrice et substitutive, sans nécessiter une forte excitation, on s'adressera aux eaux sulfhydriquées moyennes.

Prenons pour l'exemple l'Eczéma qui est des affections cutanées la plus fréquente et celle sur laquelle les eaux sulfurées ayant le plus d'action, donnent les meilleurs résultats. Affectant de nombreuses modalités, il prend la forme sèche ou humide, il est torpide ou très irritable, il se complique ou non de démangeaisons.

Dans les eczémas suintants, prurigineux, il faut chercher l'action lénitive des bains des sources faibles qui décongestionnent avec douceur et exercent des effets calmants sur les extrémités nerveuses de la peau. Pareille indication s'impose, même quand on est en présence d'un eczéma sec, si celui-ci coexiste avec un prurit violent ou si le sujet est un nerveux irritable, un arthritique à réactions vives. Est soumis aux mêmes bains, l'eczéma de la vulve, du scrotum et de l'anus, lorsqu'il est associé à de l'hyperesthésie et à des démangeaisons insupportables. Les eaux à forte sulfuration sont réservées aux eczémas secs, atones, anciens chez les lymphatiques torpides.

Les résultats les plus prompts et les plus sûrs sont observés dans les formes humides, l'eczéma séborrhéique en particulier. L'eczéma sec cède moins facilement ; celui des mains et des orifices naturels se montre encore plus tenace.

Dans les cas rebelles, il est nécessaire de recourir à des moyens plus énergiques tels que les pulvérisations locales ou les applications de boue, et de prolonger la durée de la cure. On s'efforce ainsi de déterminer une poussée réactionnelle de nature à donner un peu d'acuité

à la maladie et en assurer la guérison par un mode subs
titutif. L'eczéma variqueux exige une puissante sulfuration et des pratiques balnéaires actives.

L'urticaire chronique, l'impétigo, les diverses formes
d'acné, la séborrhée, la furonculose, les folliculites, le
prurigo, le pityriasis, le lichen, le psoriasis, l'herpès,
l'ecthyma, les kératoses, le sycosis, la pelade trouvent
dans l'emploi des eaux des Fumades, une amélioration
rapide.

Leurs effets sont curatifs ou palliatifs. Certaines affections arrivent à une guérison complète ; d'autres ne font
que blanchir ; mais toutes s'amendent et s'atténuent.

La station des Fumades doit surtout sa grande renommée méridionale aux cures remarquables constatées chaque
année dans le traitement des Dermatoses.

Rhumatisme chronique

Le Rhumatisme chronique, qu'il s'agisse de rhumatisme
franc ou de pseudo-rhumatisme infectieux, frappe les articulations avec ou sans déformation, les muscles, les tissus
fibreux et les nerfs. Il est localisé ou affecte un grand
nombre de jointures.

S'il est reconnu que toutes les eaux hyperthermales sont
utiles et bienfaisantes dans cet état morbide, il s'en faut
que leur composittion demeure indifférente : en dehors de
leur haute thermalité, intervient la minéralisation qui joue
un rôle très important. Les eaux sulfureuses sont d'un
usage courant dans le traitement des affections rhumatis-
males et sont données avec succès en bains associés ou
non aux massages, douches, étuves générales ou locales.

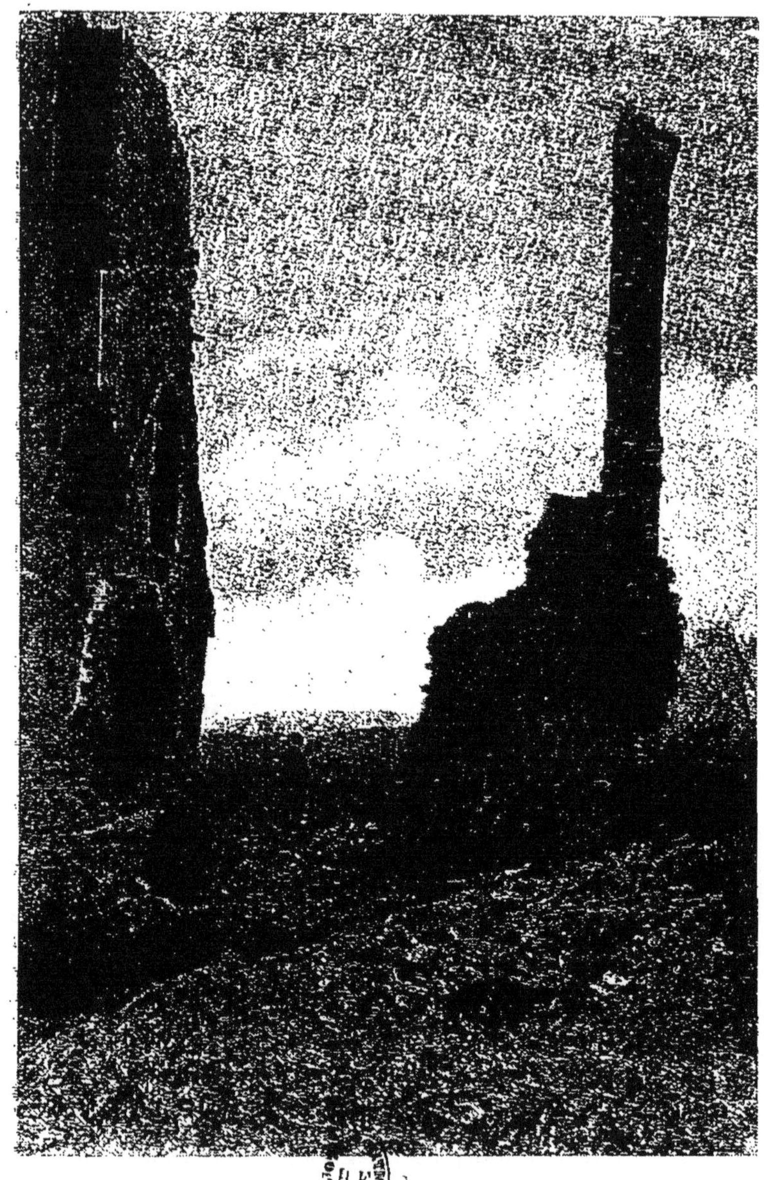

ENVIRONS DE LA STATION HYDROMINÉRALE DES FUMADES
LE CASTELLAS DE BOUQUET

On ne saurait les employer à tout hasard : la sub-acuité, l'élément douleur ou la chronicité franche, l'indolence relative des lésions d'une part, et l'état de réaction individuelle d'autre part, seront pris en considération. On doit tenir compte dans le choix des sources de leur degré de sulfuration, et conseiller les faibles aux rhumatisants éréthiques, présentant des phénomènes subaigus, de date récente ; destinant les sources fortement minéralisées aux formes fixes, atones, anciennes, s'accompagnant de raideur et d'atrophie musculaire qui réclament une excitation énergique.

Par leur influence générale tonique, les eaux sulfhydriquées fortifient le corps appauvri du rhumatisant et rendent plus efficace l'œuvre des procédés externes balnéothérapiques et hydrothérapiques.

Au début, il peut se produire une exaspération de la souffrance ou un réveil de vieilles douleurs éteintes ; ces phénomènes pénibles sont passagers, et le rappel de certains points douloureux a du moins l'avantage de mettre en relief les côtés faibles de l'organisme : du reste, les manifestations provoquées par le traitement sont suivies d'une sédation rapide.

Par leur mode de résolution et de révulsion, elles stimulent la nutrition des tissus envahis et aident à la fonte des dépôts plastiques et à la disparition de l'engorgement des articulations malades. On constate le relâchement des adhérences, l'amélioration de l'atrophie musculaire et la résorption des empâtements intra-articulaires et des épaississements péri-articulaires. C'est ainsi que, sans réactions violentes, la douleur s'amoindrit et se calme, que par la suppression de la gêne articulaire le jeu des jointures rendues plus souples, devient plus facile et que les déformations, si elles ne sont pas trop invétérées, se redressent ou du moins subissent un arrêt dans leur progression.

Les névralgies (*sciatique, brachiale, etc.*) d'origine rhumatismale, infectieuse ou toxique, sont victorieusement combattues par les bains de vapeurs sulfhydriquées. Seule, la goutte ne supporte pas la médication sulfureuse qui lui est défavorable.

Maladies gynécologiques et urinaires

Les eaux des Fumades offrent de précieuses ressources et ont une valeur thérapeutique non douteuse dans le traitement des affections utérines provenant d'infections locales, et gouvernées et entretenues par des maladies constitutionnelles (*métrite chronique, périmétrite, salpingo-ovarite, leucorrhée, vaginite, vulvite.*) La boisson, les bains, les douches et plus spécialement les injections vaginales forment la base de la médication hydro-minérale. Les irrigations, en vertu de leurs propriétés anti-catarrhales, décongestionnent la muqueuse utérine et vaginale ; et par leurs qualités antiseptiques, arrêtent ou modifient les écoulements leucorrhéiques, symptomatiques d'une irritation utérine ou commandés par une anémie générale, qui sont remplacés par des sécrétions normales.

La révulsion sollicitée par les bains provoque un appel de sang à la peau et facilite de ce fait les circulations profondes : dès lors, s'effacent, par suite de cette action dérivative, les stases veineuses et l'état fluxionnaire du petit bassin. Les exsudats, les indurations se résorbent, les reliquats d'inflammations anciennes (*annexites éteintes, cellulites refroidies*) subissent une régression ou disparaissent, les adhérences se libèrent.

Grâce à cette stimulation et à une bonne irrigation locale sanguine, l'utérus et ses annexes diminuent de volume pour reprendre leurs dimensions normales, la menstruation se régularise. La malade est débarrassée de ses malaises pelviens : *douleurs abdominales, pesanteur, névralgies* qui lui rendaient l'existence pénible. Enfin, l'eau ingérée tonifie l'organisme si souvent affaibli, anémié et irritable. Chez les névropathes, il convient de prescrire des sources faibles, autrement dit sédatives.

Les qualités asséchantes de l'eau la rendent recommandable dans la blennorrhée chronique qu'elle tarit en réalisant sa guérison. On a recours aux injections uréthrales, aux bains associés à l'eau prise en boisson.

Syphilis

Employées de longue date dans le traitement de la Syphilis, les eaux sulfureuses ne peuvent pas cependant être considérées comme spécifiques, pas plus qu'elles ne doivent être regardées comme une pierre de touche, comme un médicament d'épreuve. Leur utilité n'en est pas moins réelle : elles sont un puissant adjuvant de la médication hydrargirique. Dans certains cas, elles sont même indispensables. L'activité transmise à la nutrition générale favorise la reconstitution du malade anémié et fortement déminéralisé par son infection. Mais l'avantage le plus précieux en l'espèce, est la propriété qu'ont les sulfureux de changer en sulfate de mercure soluble les composés albumino-mercuriels insolubles, (*Lamarque*) emmagasinés dans l'organisme. Les fonctions des émonctoires étant stimulées, l'absorption et l'élimination sont accrues : plus de craintes d'intoxication, plus grande tolérance vis-à-vis des préparations mercurielles et possibilité d'un traitement intensif dans les formes graves.

Autres indications accessoires

En raison de son action tonique et reconstituante, l'eau des Fumades est d'un grand secours toutes les fois qu'il y a un appauvrissement de la constitution ou un commencement de déchéance organique, dus à une insuffisance de la nutrition, à une hygiène défectueuse ou à un trouble momentané consécutif à une maladie aiguë.

Elle vient en aide à la faiblesse générale, à la débilitation, en augmentant la vitalité générale ; au retard de croissance chez les enfants, en apportant les éléments de réorganisation et de transformation ; à l'imminence tuberculeuse, en accroissant le pouvoir réactionnel et les moyens de défense de l'organisme qui ne permettent pas à la morbidité de s'installer d'une façon irrévocable ; aux convalescences longues et difficiles des maladies infectieuses, en secouant le dynamisme vital et en produisant un surcroît d'activité organique ; enfin, à l'anémie et à la chlorose, en fournissant au sang certains matériaux de reconstitution. Le soufre n'emprunte pas seulement ses propriétés curatives à la suractivité générale qu'il imprime aux fonctions de l'économie ; il enrichit directement le sang en élevant le taux de l'hémoglobine dans la composition de laquelle il entre pour une certaine part. Il donne en outre plus de plasticité aux tissus.

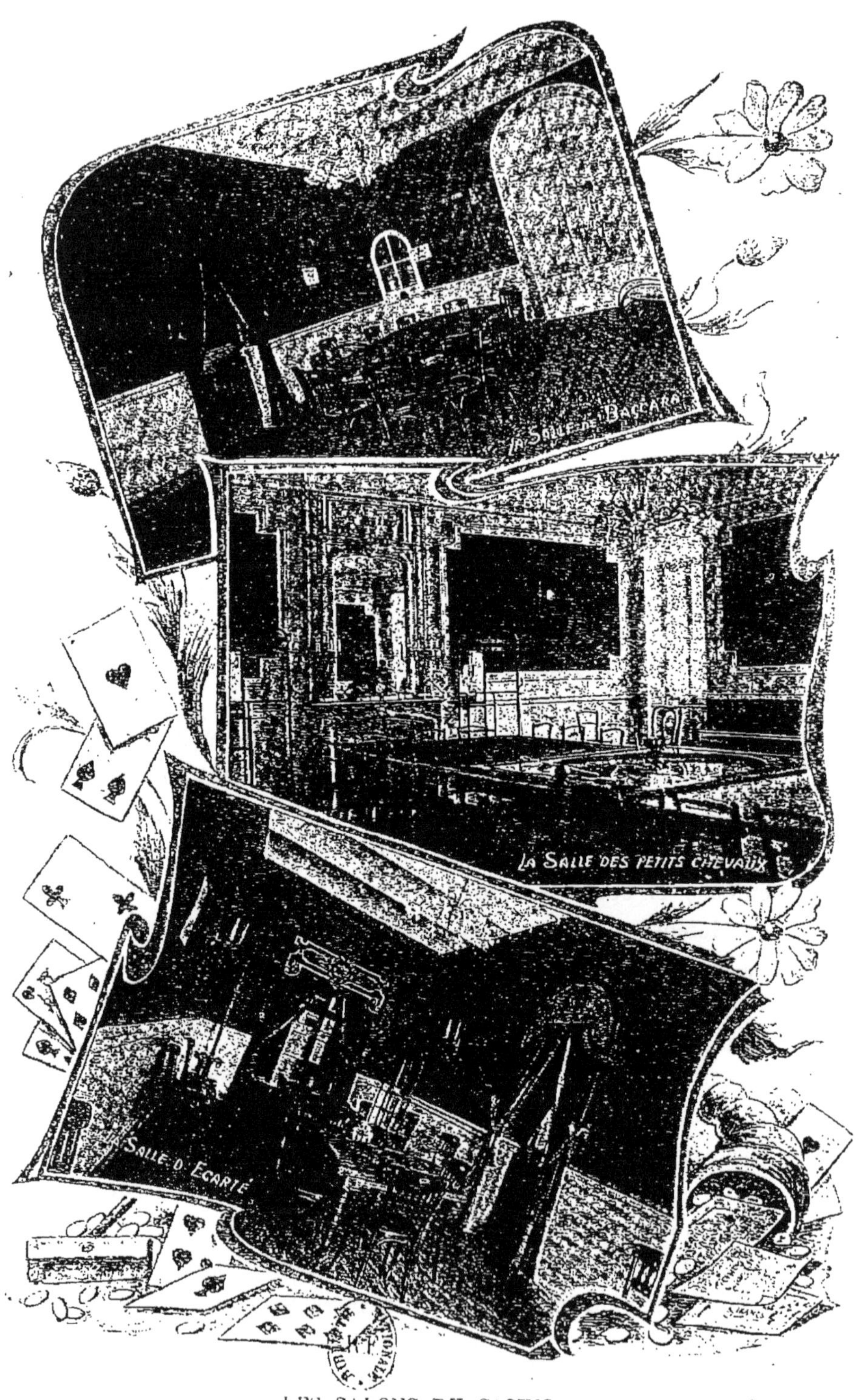

LES SALONS DU CASINO

Il n'est pas jusqu'à certaines lésions du domaine chirurgical qui toujours améliorées et souvent guéries n'en recueillent d'importants bénéfices. Ces heureux changements sont liés aux effets résolutifs, modificateurs, vivifiants, et antiseptiques se rattachant au groupement si pondéré des principes constituants de l'eau : *Blessures par armes à feu, entorses, raideurs articulaires, engorgement de certaines régions dérivant de traumatismes, suites de fractures et de luxations, cal douloureux ou vicieux, périostite tuberculeuse, tumeurs blanches, affections profondes des os avec trajet fistuleux et des articulations. Ulcères simples et variqueux.*

On est frappé dans les cas d'ulcères ou de plaies atones, de la rapidité avec laquelle s'opère leur réparation et du pouvoir détersif et cicatrisant de l'eau des Fumades, dus à la composition complexe et spéciale de sa minéralisation (*acide sulfhydrique, bitume, sulfate de chaux*). L'eau sulfhydriquée ingérée augmente le travail phagocytaire ; mais son action est surtout rendue plus sensible et plus puissante par son application externe et locale soit sous forme de bains, soit sous forme de pulvérisations. Après quelques jours, à l'atonie succède un réveil de vitalité de l'ulcération ; le contact de l'eau sulfhydriquée paraît déterminer une espèce de reviviscence des cellules : une coloration rosée remplace la teinte livide ou blafarde, un bourgeonnement actif s'établit et s'accélère, et la cicatrisation arrive vite par un prompt rapprochement des bords de la plaie.

Quand il y a fistulisation provenant de lésions osseuses et que le pus s'échappe d'une certaine profondeur, des injections d'eau minérale dans le conduit fistuleux trouvent leur indication. La suppuration d'abord accrue, témoignage d'un appel considérable de leucocytes et d'une lutte anti-infectieuse, ne tarde pas à se transformer en un simple suintement séreux qui se tarit bientôt : la fistule s'oblitère par l'accolement de ses parois.

Contre-indications

Elles sont peu nombreuses par suite de la grande tolérance des eaux. Ce sont : les maladies *broncho-pulmonaires et cutanées* à la période d'acuité ; *la phtisie aiguë, les affections cardiaques non compensées ; l'artériosclérose avancée,* une forte hypertension pouvant amener la rupture de points artériels plus faibles ; *la néphrite chronique ; l'albuminurie, les maladies du cerveau.*

Nous ne pouvons résister au désir, en terminant ce modeste travail, de citer le passage suivant de la Conférence du Professeur Landouzy sur la station d'Allevard au 3e V. E. M. (1901).

« Ces propriétés de la médication d'Allevard sont dues à son eau sulfhydriquée modificatrice et calmante dont la spécialisation fonctionnelle est si particulière qu'on peut dire qu'Allevard a quelques analogues mais n'a pas de semblables. Je n'exagérais donc rien, quand, naguère à Berlin, en 1889 au Congrès de la Tuberculose, parlant des cures associées en matière d'affections tuberculeuses, péribacillaires ou paratuberculeux, je montrai la place si personnelle occupée par Allevard dans notre arsenal thérapeutique, si diversement nuancé, si riche en armes minérales autant que climatériques. »

Ces considérations peuvent s'appliquer aussi bien aux eaux de Fumades dont la formule chimique et l'action physiologique sont identiques à celles d'Allevard. C'est pourquoi le Dr Gibert les a dénommées avec juste raison l'*Allevard du Midi*.

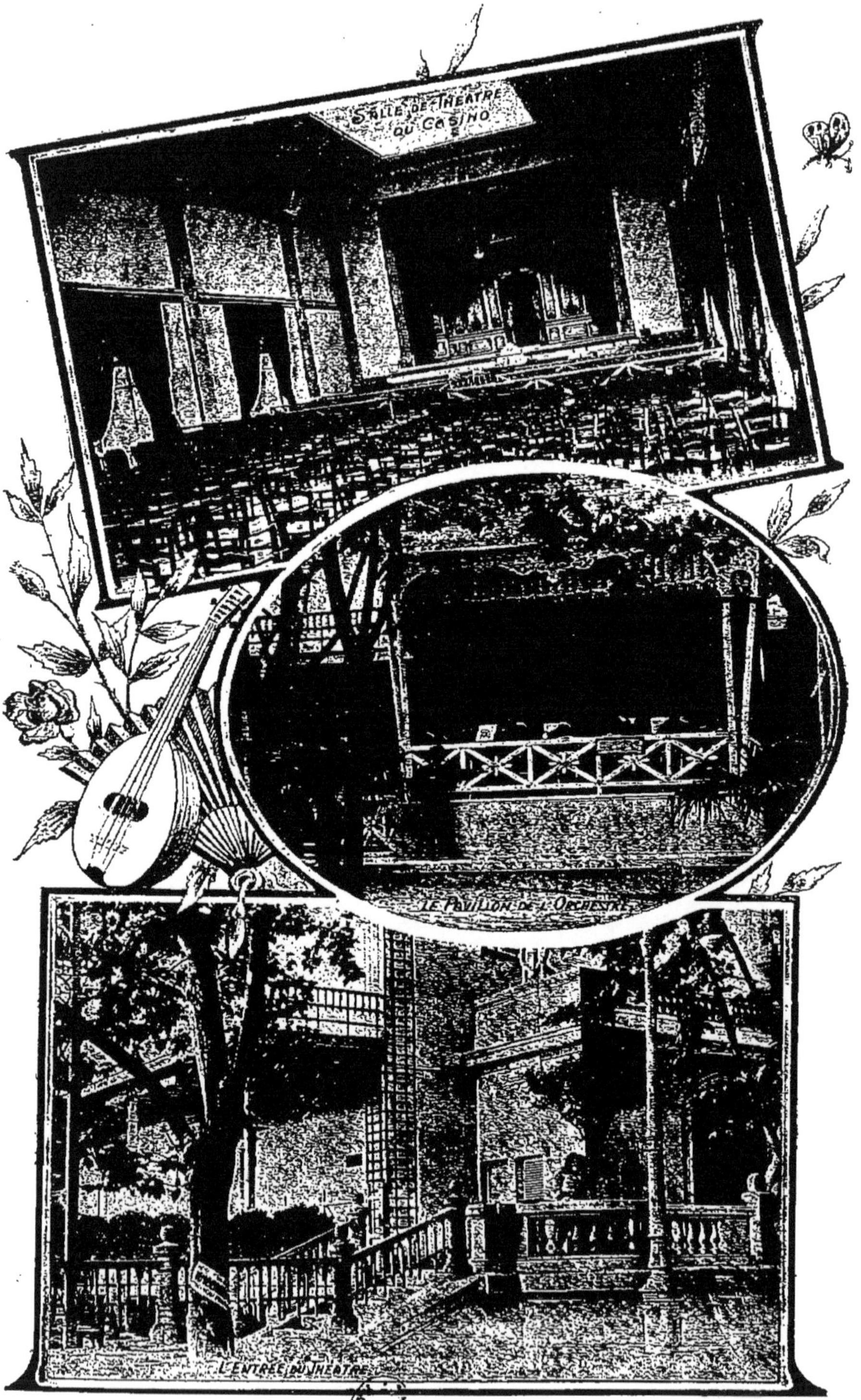

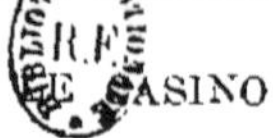
SALLE DE THEATRE OU CASINO
LE PAVILLON DE L'ORCHESTRE
L'ENTREE DU THEATRE
LE CASINO

CONSEILS AUX BAIGNEURS

1. *Date de la Cure*

Par suite de l'habitude et de la mode on ne fréquente les stations thermales qu'à l'époque de l'été. D'autres obéissent à la même routine, imbus de ce préjugé que les cures minérales n'ont d'efficacité que pendant les grandes chaleurs et ne peuvent se faire pendant la saison froide. On ignore que les températures extrêmes sont également défavorables. **De telles considérations ne sauraient être de mise pour la station des Fumades. Sa faible altitude, sa position dans le Midi en rendent le climat doux et tempéré : le printemps et l'automne y sont splendides. La saison estivale y est agréablement fraîche à cause de ses ombrages aussi nombreux que variés. Cette situation privilégiée rend, toute l'année, l'Etablissement accessible aux baigneurs.**

2. *Règles à suivre pendant la durée de la Cure*

L'hygiène et le régime font partie indispensable de la cure. Les malades doivent donc éviter les aliments toxiques, les fatigues et le surmenage produits par des veilles prolongées. Pour le succès de la cure, une direction médicale s'impose. Le médecin seul peut, par la connaissance qu'il a des eaux, formuler un dosage méthodique et rationnel s'appliquant au cas particulier, car la médication diffère non seulement suivant la maladie, mais encore suivant le malade ; elle subit même des modifications d'une année à l'autre chez la même personne. Livré à sa propre initiative ou copiant le traitement du voisin, le baigneur court le risque des doses exagérées ou insuffisantes. Dans le premier cas, il s'expose à des accidents ; et dans le second, il compromet la réussite.

Nous avons pu constater chez quelques malades la généralisation d'un eczéma très limité, due à l'usage des bains trop minéralisés et trop prolongés. Certains sujets, loin de ressentir le soulagement, l'amélioration rapide qui se manifestent habituellement après huit ou dix jours de traitement thermal, éprouvent une recrudescence de leur état morbide qui dure pendant tout leur séjour à la station. Qu'ils ne se découragent pas. Les modifications heureuses, quoique plus lointaines, ne manqueront pas de se produire après quelques semaines ou quelques mois, dès que l'excitation de la cure aura progressivement disparu.

3. *Durée de la Cure*

Le chiffre fatidique de vingt-un jours, imposé par un usage ancien, n'a rien d'absolu. La durée de la cure ne saurait comporter des règles inflexibles : elle varie selon la nature de la maladie, son ancienneté, et l'état du sujet.

Une dermatose exigera en général une plus longue saison qu'une affection des voies respiratoires. On se laissera guider par la saturation : celle-ci se traduit par un dégoût de l'eau qui va jusqu'à la nausée, et par des troubles généraux : inappétence, fatigue avec brisement, fièvre.

MODE D'EMPLOI A DOMICILE

DE

l'Eau minérale des Fumades

Les Eaux sulfhydriquées des Fumades, les plus riches des Eaux similaires françaises, conservent, même transportées, leurs puissantes propriétés curatives. L'association du soufre au bitume (goudron minéral) constitue un médicament naturel d'une grande valeur. Grâce à leur haute minéralisation, elles ne subissent aucune altération. Leur fixité a été prouvée par des expériences multiples et répétées. Il suffit de tenir les bouteilles couchées dans un lieu frais et à l'abri de la lumière ; et, lorsque, pour l'usage, on entame une bouteille dont tout le contenu ne doit pas être immédiatement consommé, il faut avoir soin de la renverser, le goulot plongeant dans un vase d'eau, ou la transvaser dans des flacons de plus petite capacité. On peut ainsi l'utiliser en faisant servir une moitié à la boisson et l'autre moitié au gargarisme ou à la pulvérisation. Il serait puéril de prétendre que le traitement à domicile est équivalent au traitement fait sur place à la Station et peut lui être substitué. Mais une cure chez soi, calquée sur celle suivie à l'Établissement thermal, au printemps et à l'automne, à toute époque de l'année quand se produisent les manifestations morbides, rend des services inappréciables.

Voici, sommairement exposées, les maladies justiciables des Eaux des Fumades, et le mode d'emploi qui leur est applicable.

1° *Maladies de la peau*

Eczéma sec ou humide, acné, impétigo, prurigo, pso

riasis, lichen, erythèmes, gerçures, ulcères variqueux, plaies de toute nature.

Source Romaine : deux fois le jour, lotions tièdes des surfaces malades pendant une demi-heure ; la nuit, applications de coton hydrophile imbibé d'eau minérale et recouvert de taffetas gommé.

Pour les plaies atones et les dermatoses rebelles, joindre les pulvérisations aux lotions tièdes.

L'eau de la *Source Romaine* représente l'Eau de toilette idéale : elle entretient la souplesse et la tonicité de la peau, conserve la fraîcheur du teint, combat les feux du rasoir, supprime les irritations des téguments (erythème, intertrigo) si communes chez les jeunes enfants.

2° *Affections des voies respiratoires*

1° Maladies du nez : *Rhinite hypertrophique ou atrophique, Coryza chronique, Sinusites* (Irrigations nasales tièdes avec l'Eau de la Source Romaine, additionnée d'une pincée de sel marin).

2° Maladies de la gorge : *Pharyngite catarrhale chronique, angine granuleuse, hypertrophie des amygdales, laryngite chronique ; végétations adénoïdes.*

Gargarismes et pulvérisations (*Source Romaine*)

Se servir d'un pulvérisateur à vapeur.

3° *Maladies des bronches*

Bronchite chronique, emphysème, dilatation des bronches, reliquats de pleurésie.

Humages : Aspirer la vapeur qui se dégage de l'eau (*Source Romaine*) portée à l'ébullition et contenue dans un récipient recouvert d'un entonnoir.

Boire à petite gorgée, une heure et demie avant les

deux principaux repas, un demi-verre de la même eau coupée avec du lait chaud.

4° *Maladies des oreilles*

Otorrhée des lymphatiques et scrofuleux, Otites anciennes, Eczéma du conduit auditif externe.

IRRIGATIONS AURICULAIRES TIÈDES (*Source Romaine*)

5° *Maladies des voies urinaires et de l'utérus*

INJECTIONS TIÈDES 2 fois par jour (*Source Romaine*)

En raison de l'action résolutive, antiseptique et substitutive de la *Source Romaine*, la leucorrhée et la blennorrhée sont heureusement et rapidement modifiées et taries : les Eaux des Fumades sont asséchantes.

6° *Arthritisme*

Prendre 2 verres de la *Source Zoé*, à demi-heure d'intervalle, le matin à jeun ; 2 autres verres le soir, deux heures avant le dîner.

La *source Zoé* est laxative, diurétique, dépurative ; elle doit être bue froide.

*
* *

Quelle que soit la nature de l'affection à traiter, il est toujours bon d'associer aux effets topiques de l'Eau, les effets généraux de stimulation imprimés à tout l'organisme par l'Eau en boisson.

L'Eau des Fumades, exception faite pour la Zoé, doit être employée tiède, chauffée au bain-marie.

Le traitement sera pratiqué pendant vingt jours, et suivi d'une suspension de dix jours. Si après cette période de repos, on constatait la disparition incomplète ou le retour du mal, on recommencerait un second traitement de quinze jours.

Analyse du Professeur Béchamp

(Année 1867)

Substances *contenues au litre*	SOURCES		
	THÉRÈSE	ÉTIENNE	AUGUSTINE
Azote	13 cc	18 cc	16 cc
Acide carbonique libre	»	0 0359	0,2761
Hydrogène sulfuré	0,0415	0,0973	0,0749
Bicarbonate de magnésie	0,4883	0,5472	0,2304
Sulfate de chaux	2,1722	1,7838	1,2201
Sulfate de potasse	0,0019	0.0030	0,0092
Sulfate d'alumine	0,0173	0,0213	0,0262
Sulfate de glucine	Traces	Traces	Traces
Sulfate de soude	0,0140	0,0226	0,0881
Sulfate d'ammoniaque	Traces	Traces	Traces
Hyposulfite de soude	0,0143	0,0084	0,0054
Hyposulfite de protoxyde de fer	00,014	0,0028	0,0043
Hyposulfite de manganèse	Traces	Traces	Traces
Hyposulfite de cuivre	Traces	Traces	Traces
Chlorure de sodium	0.0074	0,0063	0,0155
Acide silicique	0,0337	0,0460	0,0617
Matière organiq. bitumineuse	indéterm.	indéterm.	indéterm.
SOMMES DES COMPOSÉS FIXES	2,7505	2,4414	1,6609

Analyse comparative

Substances contenues au litre	FUMADES (S. Etienne)	ALLEVARD (S. unique)	URIAGE (S. sulfur.)
Acide sulfhydrique	63 cc	24 cc	7 cc
Chlorure de sodium.........	0,006	0,543	6,056
Sulfate de chaux	1,783	0.226	1,520
Acide carbonique..........	0 g. 0359	0 g. 0635	0,0062
Azote............	18 cc	41 cc	19 cc
Bicarbonates	0,547	0,322	0,555
Sulfate de magnésie	»	»	0,604
Sulfate de soude............	0,022	0,413	
Sulfate de potasse	0,003	0,001	0.187
Hyposulfite de soude...	0,009	0,021	Indice
Hyposulfite de fer..........	0,002	Impond.	Impond.
Matière organique.........	Bitume	Traces	Traces
Température............ ..	13°	16°	23°

ANALYSE
des Sources les plus importantes de la Station de Fumades.

Groupement hypothétique, en supposant les sels hydratés (J. DELORME)

Un litre d'eau minérale contient	ROMAINE	ZOÉ	JEAN	PIERRE	ÉTIENNE	THÉRÈSE
CO_2 des bicarbonates.............	0,0921	0,1616	0,0936	0,0191	0,1674	0,2870
CO_2 libre......	0,2629	0,1644	0.2524	0,3369	0,1736	0,0600
Hydrogène sulfuré ($H_2 S$)........ (1)	0,0216	0,00107	0,0524	0,0360	0,0103	0,00008
(2)	0,0392	—	0,0118	0,0602	0,0067	0,0173
Hyposulfite de soude ($S_2O_2Na_2,5H_2O$)	0,0154	0,0023	0,0077	0,0096	0,0096	0,0023
Bicarbonate de chaux ($(CO_3)_2Ca H_2$).	0,1649	0,2956	0,1634	0,0324	0,3055	0,5238
Bicarbonate de fer ($(CO_3)_2Fe H_2$)...	0,0050	0,0022	0,0100	0,0033	0,0033	0,0050
Sulfate de soude ($SO_4 Na_2, 10 H_2 O$)	0,0410	0,0519	0,0451	0,0721	0 2492	0,2618
Sulfate de magnésie ($SO_4 Mg, 7 H_2 O$)	0,4454	0,1087	0,5586	0,4505	0,5052	0,1968
Sulfate de chaux ($SO_4 Ca, 2 H_2 O$)..	2,2074	0,2675	2,1727	2,4396	2,0109	0,3717
Chlorure de sodium (Na Cl)......	0,0102	0,0039	0,0232	0,0053	0,0156	0,0636
Chlorure de potassium (KCl.).....	0,0076	0,0031	0 0098	0,0079	0,0092	0,0177
Silice ($Si O_2$)............	0,0490	0,0160	0,0340	0,0180	0,042	0,0160
Aumine ($A l_2 O_3$).	0,0045	0,0020	0,0090	0,0030	0,0030	0.0045
Manganèse......................	—	—	—	—	—	Traces
Lithine.......................	Traces	—	Traces	Traces	Traces	Traces
Nitrates	—	—	—	—	—	Traces
Phosphates	—	—	—	—	Traces	Traces
Matière organique	0,1600	0,0600	0,2620	0,1660	0,2260	0,1540
Minéralisation totale...........	3g 3949	0g 9786	3g 5733	3g 5806	3g 5634	1g 6772

(1) Dosage du 23 janvier 1905.
(2) Dosage du 20 juin 1905.

TABLEAU COMPARATIF

des Eaux des Fumades et des principales Eaux similaires françaises et étrangères   (J. Delorme)

EAUX DES FUMADES (Analyses des 23 janvier et 20 juin 1905)						EAUX FRANÇAISES DIVERSES					EAUX ÉTRANGÈRES		
SOURCE PIERRE	SOURCE ROMAINE	OURCE JEAN	SOURCE THÉRÈSE	SOURCE ÉTIENNE	SOURCE ZOÉ	AIX (Savoie)	ENGHIEN (Seine-et-Oise)	ALLEVARD (Isère)	URIAGE (Isère)	BAGNOLS (Lozère)	WEILBACH (Nassau)	EILSEN (Allemagne)	SCHINZNACH (Argovie)
H^2S libre	H^2S libre	H^2S libre	H^2S libre	H^2S libre	H^2S libre	H^2S libre	H^2S libre	H^2S libre	H^2S libre	H^2S libre	H^2S libre	H^2S libre	H^2S libre
0,0602	0,0392	0,0254	0,0173	0,0103	0.0010	0,0413	0,0463	0,0381	0,0101	0,0027	0,1387	0,1161	0,0978

LABORATOIRE D'ESSAIS D'ALAIS (Gard)

Place du Lycée, N° 2

Analyses et Essais chimiques agricoles, commerciaux et industriels

EXÉCUTÉS SOUS LA DIRECTION DES INGÉNIEURS DES MINES

ÉCHANTILLONS présentés par M. le Directeur de Fumades, Development Company Limited, à Fumades (Gard), le 17 Mars 1911

NATURE DES ESSAIS	Résultats par kilogr. d'Eau					
Analyses de 6 échantillons d'eaux minérales prélevés aux Sources JULIA, ÉTIENNE, THÉRÈSE, ROMAINE, PIERRE et ZOÉ.	SOURCE JULIA	SOURCE ÉTIENNE	SOURCE THÉRÈSE	SOURCE ROMAINE	SOURCE PIERRE	SOURCE ZOÉ
Acide sulfhydrique libre — en poids	$59^{mg},5$	$57^{mg},8$	$37^{mg},0$	$33^{mg},7$	$17^{mg}0$	$0^{mg},34$
Acide sulfhydrique libre — en volume	$38^{cc},5$	$37^{cc},4$	$24^{cc},8$	$21^{cc},8$	$14^{cc},0$	$0^{cc},22$
Sulfate de calcium	$1^{g},768$	$1^{g},768$	$1^{g},768$	$1^{g},452$	$1^{g},894$	$0^{g},167$
Carbonate ferreux	0 ,001	0 ,001	0 ,001	0 .001	0 ,001	0 ,001
Carbonate de calcium	0 ,053	0 ,095	0 .130	0 ,226	0 ,168	0 ,225
Carbonate de magnésium	0 ,36″	0 ,326	0 .275	0 ,277	0 ,294	0 ,078
Chlorure de sodium	0 ,037	0 ,030	0 ,020	0 .025	0 ,023	0 ,016
Silice	0 ,021	0 ,019	0 .011	0 ,015	0 ,012	0 ,010
Résidu sec, au rouge faible	$2^{g},247$	$2^{g},239$	$2^{g},395$	$1^{g},995$	$2^{g},392$	$0^{g},497$

Alais, le 5 Avril 1911.

LE CHEF DU LABORATOIRE,

A. COIGNARD.

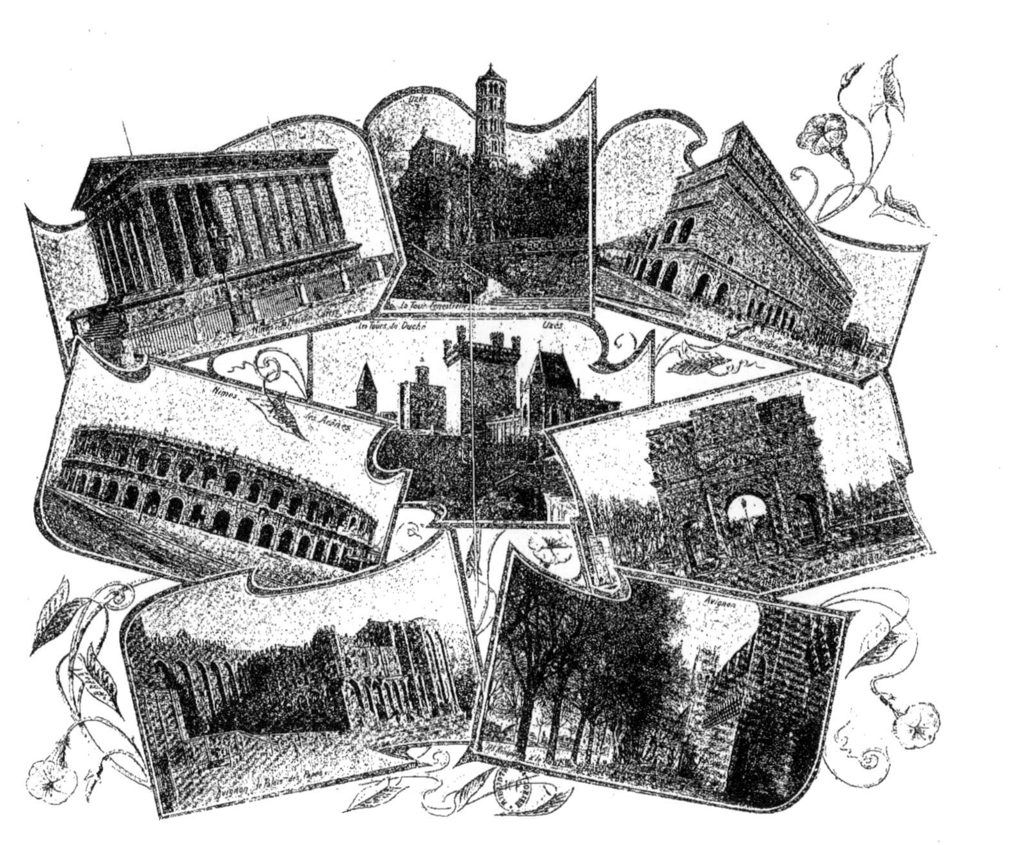

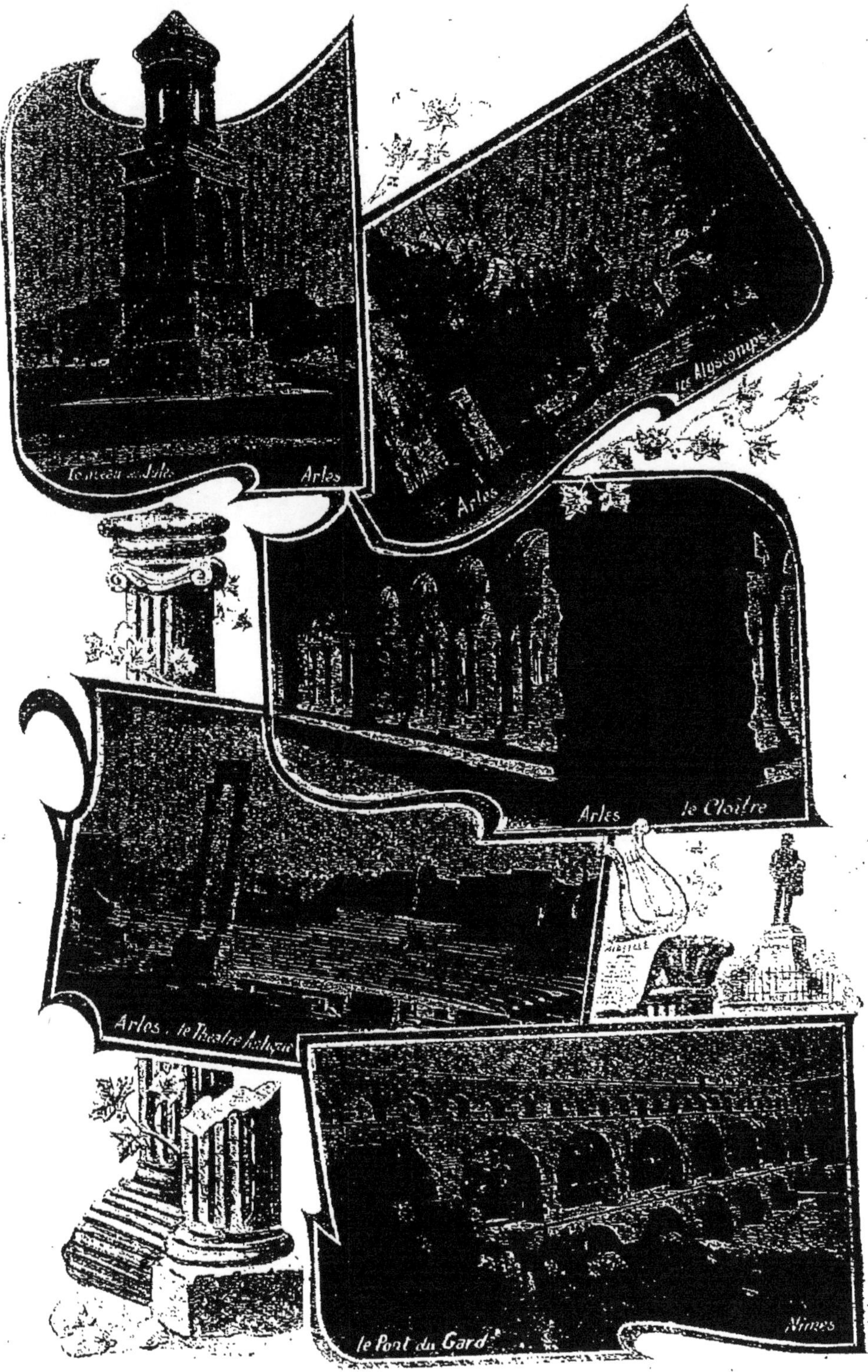
les Alyscamps
Arles
le tombeau de Jules
Arles
Arles . le Cloître
Marseille
Arles . le Théatre Antique
le Pont du Gard
Nimes

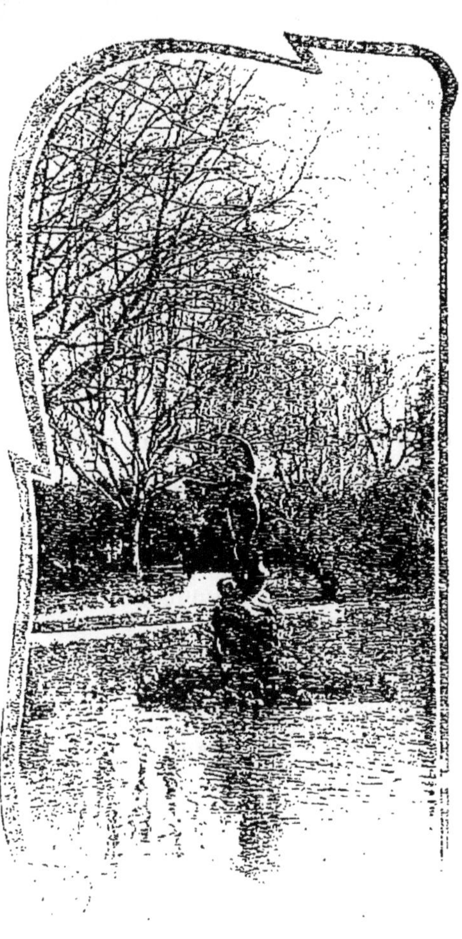

Avignon
LE ROCHER DES DOMS
La Vénus aux Hirondelles
par Charpentier

SITES
ET EXCURSIONS

Nombreux sont les sites, et variées les excursions qu'offrent les Fumades aux baigneurs et aux touristes.

Ce sont d'abord des promenades faciles sur la colline des Fumades ; de son sommet on a une vue magnifique sur la chaîne majestueuse des Cévennes : chemin faisant, le naturaliste peut faire, sur le ravin oriental de la colline où est bâti le hameau des Fumades, une ample collection de fossiles : poissons, mollusques, insectes, feuilles de végétaux que l'on découvre entre les feuillets de marnes schisteuses. Il trouvera aussi sur ses pas de petites concrétions de couleur rouge-brunâtre, tantôt allongées, tantôt globuleuses, affectant la forme de fruits (noyaux de prunes) qui sont constituées par du fer sulfuré s'oxydant à l'air, reliquats d'anciennes sources ferrugineuses.

A 1.500 mètres se trouve la Fontaine d'Arlinde, source vauclusienne, remarquable par la limpidité et l'abondance de ses eaux : c'est un endroit de prédilection pour certains baigneurs qui, au coucher du soleil, y vont par groupes savourer la fraîcheur du soir et se reposer sur le gazon vert et touffu qui borde son cours d'eau. Plus loin (2 kilomètres) c'est l'Aven ou puits naturel de Cals ; à la suite d'abondantes pluies, l'eau en jaillit à une certaine hauteur, formant une énorme gerbe d'eau ; plus haut, ce sont les ruines de l'ancien château d'Allègre et de sa chapelle carlovingienne. Ce Castrum commandait au Moyen-Age toute la région ; de ce point culminant se déroule jusqu'à l'horizon un superbe panorama.

Dans un rayon un peu plus étendu, on rencontrera le Camp-de-César, les gorges du Séguisson à la physionomie sauvage ; les Aiguyères ; le pittoresque hameau de Suzon ; les grottes de Tharaux (9 kilomètres) une des plus curieuses du Gard, présentant une série de vastes salles, très élevées et renfermant de belles stalactites et stalagmites ; les grottes du quartier dit les Arenas ayant servi de caserne et d'infirmerie aux Camisards ; le Signal du Bouquet (631 mètres) d'où l'on jouit d'une vue splendide, et qui par la facilité de son accès donne aux voyageurs l'attrait d'une ascension de montagne sans fatigue.

Si le touriste veut élargir son champ d'excursion, et il en sera amplement dédommagé, il pourra visiter le Pont-du-Gard. Le Pont-du-Gard, aqueduc romain, d'un dessin hardi, assemblage de grosses pierres sans mortier ni ciment, qui représente un vrai chef-d'œuvre, forçant l'admiration avec ses trois rangées d'arcades superposées ; et à 3 kilomètres de là, le château de Saint-Privat, importante villa du temps des Romains, transformée plus tard en abbaye et devenue château féodal au Moyen-Age.

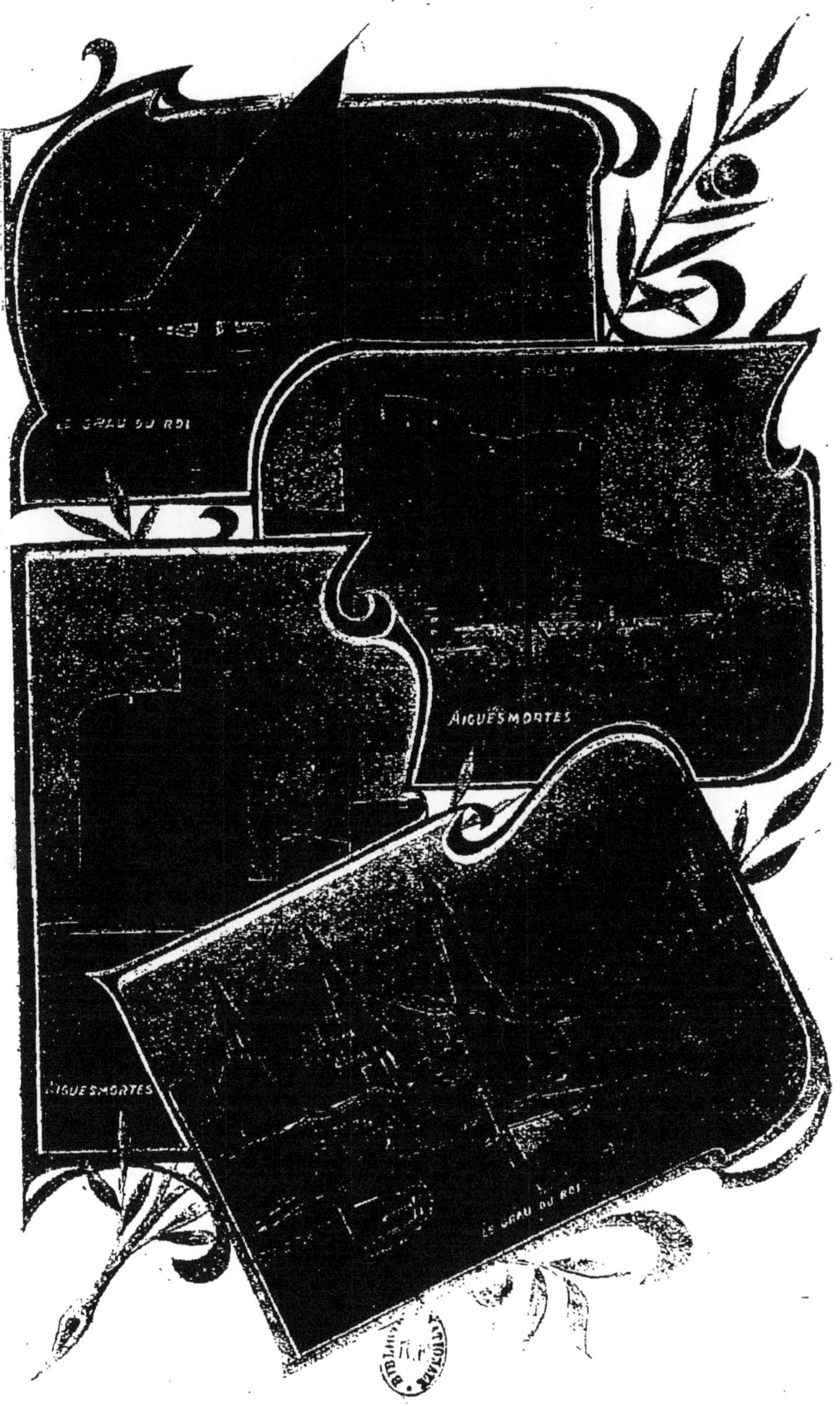
LE GRAU DU ROI
AIGUESMORTES
AIGUESMORTES
LE GRAU DU ROI

Enfin, l'amateur de beautés naturelles ou d'œuvres d'art éprouvera une vive satisfaction à voir le bois de Païolive qui, formé de rochers aux formes variées et aux aspects bizarres, est vraiment curieux à parcourir ; le Pont d'Arc, arche naturelle d'une ouverture de près de 60 mètres, produit par l'affouillement des eaux de l'Ardèche ; Nîmes et ses monuments romains ; Aigues-Mortes avec ses tours et ses remparts moyen-âgeux, admirablement conservés, où Saint-Louis s'embarqua pour sa première croisade ; Avignon, avec le château des Papes et les remparts ; Uzès, avec la Tour Fenestrelle et le Duché ; Arles, avec son théâtre, ses arènes et ses tombeaux Romains, etc.....

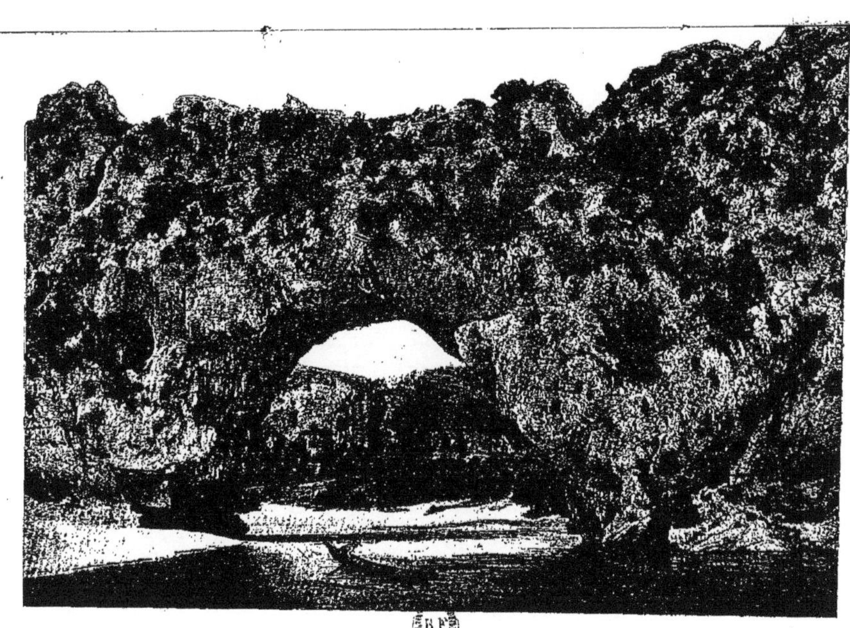

ENVIRONS DE LA STATION HYDROMINÉRALE DES FUMADES. LE PONT D'ARC
(LE PLUS GRAND PONT NATUREL CONNU)

STATION THERMALE DES FUMADES

SERVICE MÉDICAL

TARIF

Bains de 1ʳᵉ classe	2ᶠʳ·00	

Bains de 1ʳᵉ classe . . . . 2ᶠʳ·00
»   de 2ᵐᵉ classe. 1   50
»   avec irrigation locale . . .. (de Supplément) 0   50
»   de pieds 0   50
»   de siège 2   00
Pulvérisations 1   50
»   isolées 1   75
Inhalations { chaudes 1   50
{ froides 1   00
Gargarisme 0   50
Douches { Froides 1   00
{ Chaudes 1   50
{ Ecossaises 1   50
{ Nasales 1   00
{ Auriculaires 1   00
{ Massage 5   00
Massage général 4   00
»   partiel. 2   50
Etuve 2   00
Pédicure. 2   00

NOTA. — Les prix ci-dessus s'entendent sans linge ou accessoires.

Réductions sur le Tarif ci=dessus

Des réductions sur le présent tarif peuvent être accordées :

1° *Aux malades payant le plein tarif il sera fait une remise de 5 %, par prise de 6 tickets et 10 % par prise de 12 tickets.*

Il ne sera jamais délivré plus de 12 tickets à la fois.

2° *Aux employés de l'Administration : 50 %.*

3° *Aux Membres de l'Enseignement, aux Militaires, aux Ministres des Cultes, aux Employés des Postes et Télégraphes :*

> *du 1er Novembre au 30 Avril 40 %*
>
> *du 1er Mai au 31 Octobre 20 %.*

Les Tickets de réductions sont rigoureusement personnels.

Les Tickets délivrés du 1er Novembre au 30 Avril ne seront *utilisables que pendant cette période.*

Tarif de location de Linge et Accessoires

Un peignoir ordinaire.	0	25
» » éponge	0	40
Une serviette	0	10
Couverture laine	0	30
Sandales.	0	15
Bavettes pour pulvérisations	0	10
Bonnets.	0	15
Canules et accessoires		Prix divers

NOTA. — Le linge et les suppléments sont à payer directement au Personnel de service.

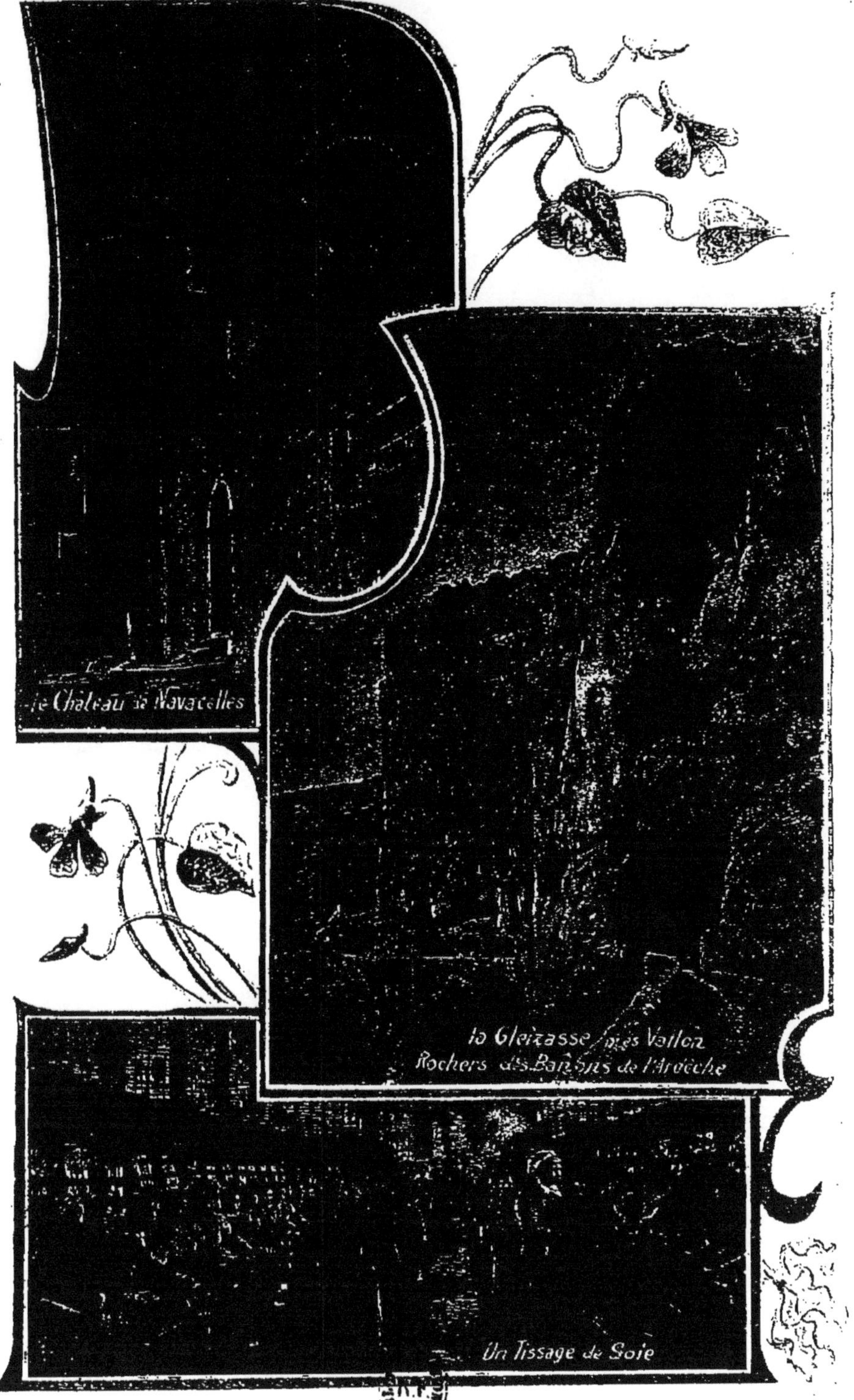

LE CHATEAU DE NAVACELLES
LA GLEIZASSE PRÈS VALLON (*Rochers des Cañons de l'Ardèche*)
UN TISSAGE DE SOIE

BUVETTES

Abonnement aux Sources (ROMAINE-ZOÉ) durée
maximum un mois 5 00
Un verre d'eau (sans abonnement). 0 10

Vente d'Eau minérale dans la Station

SOURCES ZOE ET ROMAINE

1°		Bouteille	1/2 Bout.	1/4 de Bout.
Sans fourniture de bouteille ou de récipient quelconque par moins de **10 litres** **1/2 ou 1/4**	aux Particuliers	0.50	0.30	0.20
	aux Docteurs	gratuit	gratuit	gratuit
	Tarif spécial	0.40	0.25	0.15
2°				
Sans fourniture de bouteille ou de récipient quelconque **au-dessus de** **10 litres** ou bonbonne de plus d'un litre	aux Particuliers	0.45		
	aux Docteurs	gratuit		
	Tarif spécial	0.35		

		Source " Romaine "	Source " Zoé "
3°			
En fournissant verre et bouchon capsulage et étiquetage	aux Particuliers	0.65	0.70
	aux Docteurs	0.35	0.40
	Tarif spécial	0.60	0.65

EXPORTATION D'EAU MINÉRALE

SOURCES ZOÉ ET ROMAINE

	Source " Romaine"	Source " Zoé"	
Médecins	0.35	0 40	Emballage compris Franco Domicile Petite Vitesse
Particuliers.	0.70	0.75	Franco Gare St-Julien-Les Fumades Emballage compris

NOTA. — *Conditions spéciales aux Marchands en gros d'Eaux minérales, Pharmaciens et Droguistes.*

AVIS

Le Tarif spécial n'est accordé que sur présentation d'une carte délivrée aux Bureaux de la Direction Générale.

Pour avoir droit au présent Tarif, Messieurs les Médecins sont également priés de retirer leurs cartes aux Bureaux de la Direction Générale.

Les Tickets *non utilisés ainsi que les Cartes d'abonnement aux Sources* ne sont en aucun cas remboursés.

Tout trafic des tickets ou cartes de Réduction expose à des poursuites judiciaires et entraîne la suppression des avantages concédés.

NOTA. — Le présent Tarif annule tous les précédents et est susceptible d'être légèrement modifié chaque année.

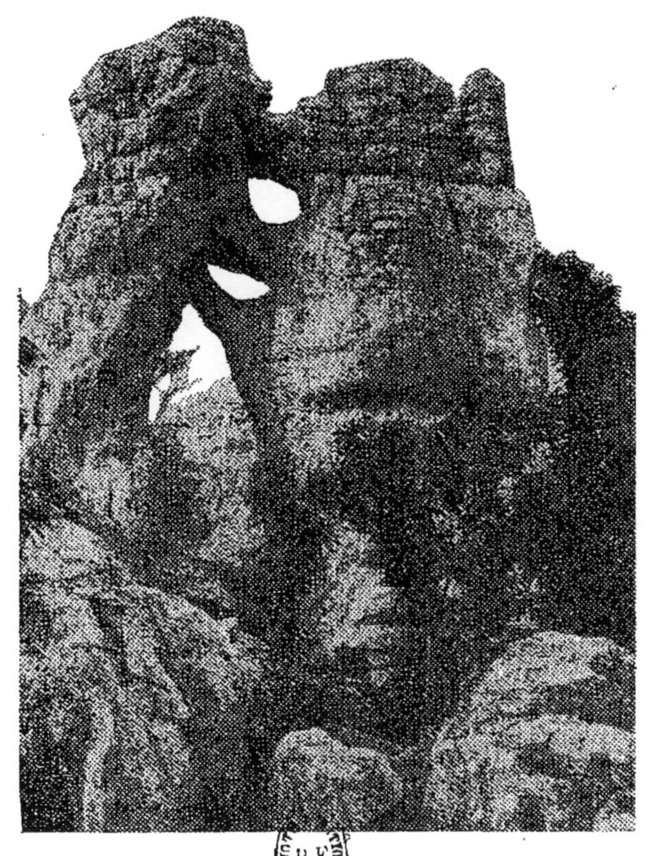

ENVIRONS DE LA STATION HYDROMINÉRALE DES FUMADES
LE BOIS DE PAIOLIVE
COMBAT DU LION ET DE L'OURS

TABLE DES MATIÈRES

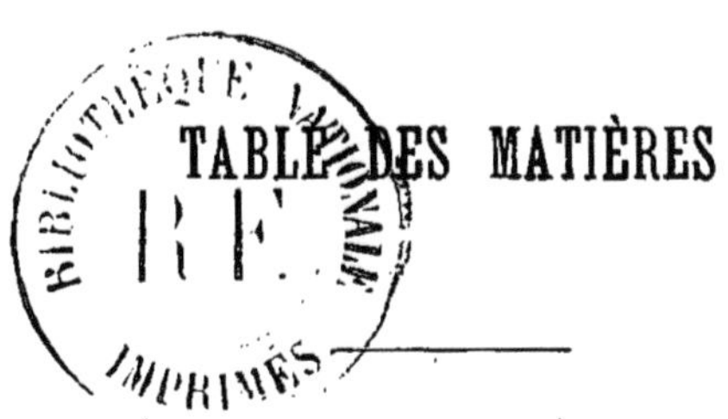

TROISIÈME PARTIE

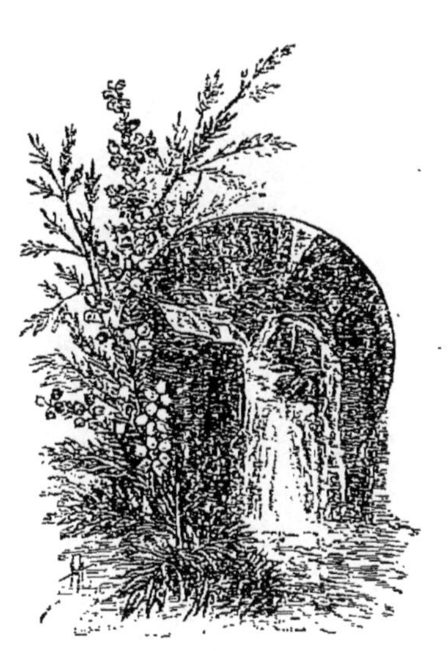

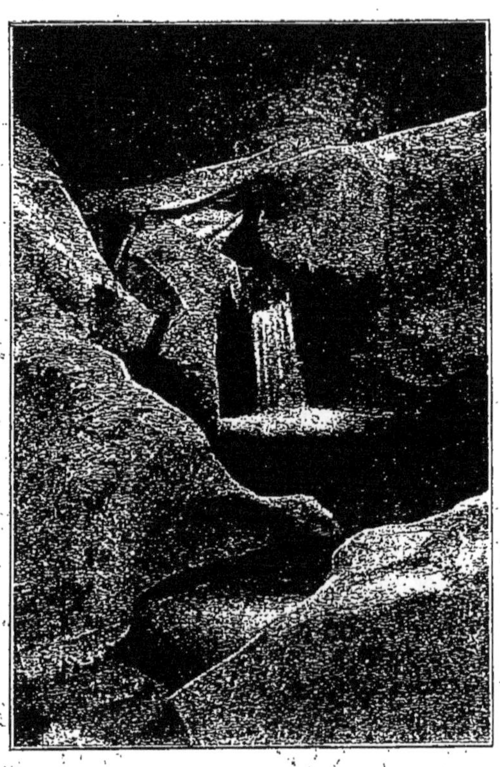

IMPRIMERIE
TYPOGRAPHIE
& LITHOGRAPHIE
J. SIRAUDEAU
ANGERS